JN093945

ミッフィーの早引き 薬の使い方ハンドブック

最新の薬に完全対応！

増補改訂版

執筆・監修

根橋一夫
至聖病院副院長

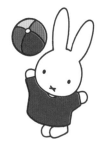

X-Knowledge

「どうしたら薬理が好きになれますか?」

看護学生の皆さんから、毎年寄せられる質問のひとつです。

「薬って、難しくって……」

職場でよく聞く新人看護師のつぶやきです。

教育の場では、解剖生理や病態生理とともに、薬理学を1年次に座学で学習します。教科書には、成分名やら一般名など耳慣れないカタカナ言葉がいたるところに登場し、その種類も多く、加えて解剖生理学や病態生理学の知識が求められるのですから、苦手意識を持つのも無理からぬことです。臨床では、医薬品は商品名で呼ばれるだけでなく、規格・含量、用法・用量、使用上の注意など覚えることが山ほどあり、さらに与薬や注射など最終行為者としての重圧が加わって、薬に対する苦手意識が固まってしまうのかもしれません。

本書は、苦手意識を持ちそうなった、または持ってしまった皆さんに少しでもなじみやすいように、疾患から薬にアプローチしました。主要な疾患で用いられるおもな医薬品について、その使用例と安全な使用のためのポイントを簡潔にまとめ、薬への興味がわきやすい構成にしてあります。そのために、臨床経験豊富なベテラン薬剤師に執筆をお願いし、そこへ看護師の視点も加味して、薬剤師の視点に偏ることがないよう編集しました。

すべての医療用医薬品を網羅することは不可能ですが、限られた誌面に必要な医薬品を盛り込みました。本書を読まれた看護学生や新人看護師の皆さんが、少しでも薬のことを好きになってくだされば幸いです。

平成23年12月1日　根橋一夫

　初版発売から約10年、この間、分子標的治療薬に代表される新たな作用機序を持つ医薬品が続々と登場し、後発医薬品の普及や製剤的工夫、配合剤の発売などにより医療用医薬品は多様なニーズに対応できるようになりました。

　一方、医療サービスは地域包括ケアシステムという文字通り地域完結型の医療・介護・福祉提供システムの一つとして位置づけられるようになり、私たちはその一員として介護・福祉関係者と協働で地域に貢献するようになりました。

　これらを踏まえて、今回の改訂では高度で専門的な医療に用いる医薬品は紹介程度に留め、地域包括ケアシステムの担い手である慢性期から一般急性期までをカバーする診療所や一般病院といった医療機関と、在宅医療・看護・介護や施設介護の場面で用いられる医薬品に重点を置きました。

　患者さんや介護を要する方々に最も近い存在の看護・介護職の皆さんが、医師や薬剤師に薬のことで「報・連・相」したくても、気づきがなければ上手くできません。ご本人やご家族の訴えやお話しをうかがって「もしかしたら薬に関わることかな?」と感じていただければ、お世話の過程で「これは、薬の影響!?」と閃くことができ、看護や介護の質は一段と向上することでしょう。本改訂版は、初版の「薬への共感」に加え、看護や介護の場面での「薬への気づき」に繋がるような構成となっています。

　本書が、地域包括ケアシステムの担い手である皆様のお役に立てれば幸いです。

令和3年8月21日　根橋一夫

本書の使い方

疾患の分類

呼吸器、消化器、循環器、代謝・内分泌、脳・神経、婦人科など、病院の診療科と同じ分け方で疾患を13に分類して収録しています。

疾患名

各分野における主要85疾患を網羅しています。すべての疾患で英語名を併記しました。よく知られている略称があるものは、それも記載しています。

主な症状と治療法

疾患の特徴や症状、治療法について詳しく解説しています。

治療に使われる主な薬と使い方

疾患の重症度や治療法、治療ステップ毎に、使用される薬名と用法・用量、使用上の注意点などをあげています。また、剤形がひと目でわかるように、錠注力などのマークを用いて表示しました［006頁「凡例」参照］。

呼吸器疾患

▶インフルエンザ
Influenza

主な症状と治療法

インフルエンザウイルスによる急性熱性感染症。急な高熱、頭痛、全身倦怠感、筋肉痛、関節痛などが現れ、次に咳や鼻水、咽頭痛など上気道症状が出現。一週間程度で軽快。
簡易迅速診断キットで診断可能。安静、水分・栄養補給が原則。
［236頁 表2. 抗ウイルス薬 参照］

治療に使われる主な薬と使い方

ノイラミニダーゼ阻害薬：ウイルスの細胞外放出阻害

» ① **一般名** オセルタミビル／**商品名** タミフル 力・DS
  用法用量（成人・小児（体重37.5kg以上））
      治療：1回75mg　1日2回　5日
      予防：1日1回75mg　7-10日
  特徴 最もエビデンスが高い。幼小児、乳児も使用可
  副作用 白血球・血小板減少（出血時要連絡）

» ② **一般名** ザナミビル／**商品名** リレンザ 吸
  用法用量（成人・小児）
      治療：1回2　吸入1日2回　5日
      予防：1日1回2吸入　10日
  特徴 気管支喘息など炎症性疾患は不可
  副作用 気管支痙攣、呼吸困難など

» ③ **一般名** ラニナミビル／**商品名** イナビル 吸・懸吸

本書の2章では、疾患の一つ一つについて、主に使用する薬を用法・用量とともに知ることができます。

また、1章では薬の添付文書の見方を詳しく解説。3章では抗菌薬や抗がん薬、喘息、糖尿病などの重要な薬の種類や作用機序、妊産婦への薬の投与などについて、図表でわかりやすくまとめました。

用法用量 両薬剤ともに単回吸入。懸濁用は要ネブライザー
　　　治療・予防：粉末製剤（10歳以上）1回2容器
　　　（10歳未満）1回1容器

特徴 気管支喘息après炎症性疾患は不可

副作用 気管支痙攣、呼吸困難など

» ④ **一般名** ペラミビル／**商品名** ラピアクタ注

用法用量（成人）1回300mg　重症化で600mg　連復投与可
　　　（小児）1回10mg/kg　最大1回600mg　連復投与可

特徴 注射薬。バックとバイアル製剤。重症例に投与できる

副作用 白血球減少、好中球減少など

キャップ依存性エンドヌクレアーゼ阻害薬：mRNAの合成阻害

» **一般名** バロキサビル／**商品名** ゾフルーザ錠顆

用法用量（体重別）単回服用
　　　10-20kg：10mg1錠
　　　20-40kg：20mg1錠、または顆粒2包
　　　40-80kg：20mg2錠、または顆粒4包
　　　80kg超：20-80kgの倍量

特徴 1回服用で終了。エビデンス不十分

副作用 下痢、頭痛

■ 看護&観察のポイント

» 未成年者に異常行動出現の可能性あり。保護者に予防的対応を説明
» 服薬は症状緩和、罹病期間短縮が目的であることを説明
» 吸入薬は乳製品アレルギーの有無や吸入の可否を確認
» 吸入薬は吸入が上手くできるかを確認

単位の読み方 mg/kg→ミリグラムパーキログラム　**097**

章・節タイトル
各章と、疾患の分類がひと目でわかるようになっています。

看護&観察のポイント
各患者に関する情報の把握や、患者に対する指導・説明、患者観察の要点などを、薬剤師から看護師へのアドバイスという視点で、わかりやすく個条書きで説明しています。

単位の読み方・用語の説明
用量などの読みにくい単位を、カタカナ表記で示しています。また、知っておきたい用語の意味も説明しています。

凡例

【剤形の表記方法】

錠剤→錠	カプセル→カ
散剤→散	配合錠→配
顆粒→顆	細粒→細
OD錠→OD	ドライシロップ→DS
内用液→内	外用液→外
クリーム→ク	軟膏→軟
点眼液→点	点鼻薬→鼻用
坐薬→坐	注腸薬→注腸
注射・点滴→注	吸入薬→吸
吸引（懸濁用）→懸吸	懸濁用顆粒→懸顆
懸濁用散剤→懸散	懸濁用内用液→懸液
シリンジ→シ	ローション→ロ
スプレー→ス	パップ→パ
テープ→テ	ゲル→ゲ
シロップ→Sy	

【用法の表記方法】

皮下注射→皮下注	静脈内注射→静注
動脈内注射→動注	筋肉内注射→筋注
髄腔内注射→髄注	点滴静脈内注射→点滴静注

1日1回○mg/kg（＝体重1kgあたり○mgを1日1回）

【第2章「看護＆観察のポイント」欄について】

　医薬品を安全に使用するには、患者情報を把握し、適正使用のための指導と説明を行い、投与中はもとより投与後の観察やモニタリングが必要不可欠です。具体的には、下記の7つの対応が必要です。

　①過敏症状や臓器障害発現の最小化のための過敏症歴、病歴などの
　　聴取
　②投与禁忌や慎重投与の疾患・病態の確認
　③妊娠の可能性や妊婦、授乳中の確認
　④併用禁忌や併用注意薬の確認

⑤適正使用のための情報提供と服薬指導
⑥患者自身の服薬遵守と副作用発現時の初期対応の伝達
⑦投与中、投与後の有効性と安全性のモニタリング

「看護＆観察のポイント」は概ね以下のような方針で記述しました。

1) 薬物療法の安全な実施に力点を置いて、薬剤師の視点で記述し、看護師の視点も加えました。

2) 有効かつ安全な薬物療法の実施にあたって、医療者がおさえておくべき点を記述しました。

3) 有効かつ安全な薬物療法の実施にあたっては、患者自身の参加が必要なため、患者自身が注意すべき点などを記述しました。

4) 患者情報の把握、患者指導・説明、患者観察の3項目を中心に記述しました。

5) 患者情報の把握に必要な上記①②③は、すべての医薬品にかかわるため割愛しました。

6) 患者指導用のツールは積極的に使用すべきと考えられるため、割愛しました。

なお、用法・用量は誌面の都合上、一部が記載されているか、または記載されていないものもあります。使用にあたっては、添付文書等をお読みください。

【第3章の活用方法】

第3章では、第2章の補足と、理解をより深めるための参照資料を収録しました。より詳細な情報はインターネット上でご覧いただけます［026頁参照］

●図表使用上の注意

①本章の薬剤情報は、2021年3月現在の添付文書をもとに作成しました。

②一般名は、誌面の都合上簡略化しました。

③商品名は、誌面の都合上代表的なものとしました。

④用法・用量は、誌面の都合上、一部が記載されているか、または記載されていないものもあります。使用にあたっては、添付文書等をお読みください。

目次

第1章　添付文書の読み方

第2章　疾患とその薬

第3章 主な薬剤一覧

添付文書の読み方

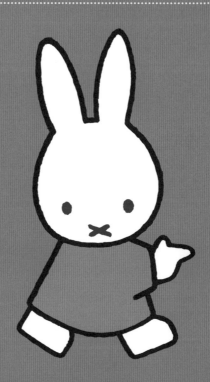

添付文書

　医薬品は、化学物質という「もの」に有効性や安全性の情報が付加され、適切に使用されることではじめて価値あるものになります。その情報をまとめたものが医療用医薬品添付文書（添付文書）です。平成29年に記載要領が改正され（①②③参照）、従前の添付文書よりわかりやすくなりました。

　①「特定の背景を有する患者に関する注意」の項目の新設
　②「原則禁忌」「慎重投与」「〈高齢者〉〈妊婦、産婦、授乳婦等〉〈小児等〉への投与」の各項目の廃止（①に集約）
　③「警告」以降の項目と固定番号の紐付け（どの医薬品でも、項目毎の情報が探しやすくなりました）

🐾 **添付文書の例** ．．．．．．．．．．．．．．．．．．．．．．．．．

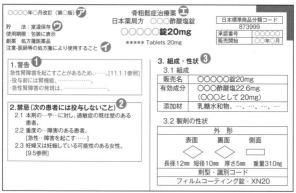

＊⑦〜㋓、❶〜❷については015頁以降を参照。

4.効能又は効果 4
骨粗鬆症

5.効能又は効果に関連する注意 5
5.1 本剤の適用にあたっては、…………。

6.用法及び用量 6
通常、○○○として、1日1回20mgを経口投与する。

7.用法及び用量に関連する注意 7
7.1 増量する場合は…、…。
7.2 休薬した場合は…、…、…。

8.重要な基本的注意 8
8.1 本剤の投与により、…があらわれることがあるので、患者に対し…や…等の症状が認められた場合には直ちに医師等に相談するよう…。[2.1、8.2、11.1.1参照]
8.2 本剤投与中は、…週間に1回程度……を測定する。
8.3 血清…濃度が…した場合は減量又は休薬する等…。
8.4 患者の…や…の摂取量が…の場合、…や…を補給すること。

9.特定の背景を有する患者に関する注意 9
9.1 合併症・既往歴等のある患者
9.1.1 …又は…の患者
………が悪化するおそれがある。

9.2 腎機能障害患者
9.2.1 中程度以上の腎機能障害患者
血中濃度が……することがある。[7.2、16.1参照]
9.3 肝機能障害患者
9.3.1 中程度以上の肝機能障害患者。
血中濃度が……するおそれがある。[7.2、16.2参照]
9.4 生殖能を有する者
9.5 妊婦
妊婦又は妊娠している可能性のある女性には…
9.6 授乳婦
授乳の継続又は中止を検討すること。動物実験に…
9.7 小児等
小児等を対象とした臨床試験は実施していない。
9.8 高齢者
一般に生理機能が低下しているので……すること。

10.相互作用 10
本剤は主として薬物代謝酵素CYP○A4で代謝される。
10.1 併用禁忌（併用しないこと）
10.2 併用注意（併用に注意すること）

11.副作用 11
次のような副作用があらわれることがあるので……。
11.1 重大な副作用
11.1.1 急性…障害、…症症候群（頻度不明）
……等の…障害があらわれることがある。[1.2.2参照]
11.1.2 低…血症
…、…等を伴う…血症があらわれることがあるので、異常が………。[2.4、8.2、8.3参照]
11.2 その他の副作用

	5%以上	1～5%未満	1%未満	頻度不明
胃腸障害		悪心	便秘、嘔吐	腹痛、胃炎
呼吸器系			咳嗽	呼吸困難
…系				

12.臨床検査結果に及ぼす影響 12
本剤の作用機序により、本剤服用中は尿糖陽性、…。

13.過量投与 13
13.1 症状
本剤の過量投与により、………の危険性が増大する。[1.参照]
13.2 処置
……の合併症が発現した場合は本剤を投与中止し、……すること。[1.8.1参照]

14.適用上の注意 14
14.1 薬剤交付時の注意
14.1.1 薬剤はPTPシートから取り出して……。PTPシートの誤飲により、……等の重篤な合併症を併発することがある。
14.1.2 本剤は吸湿性があるので……。
14.2 薬剤投与時の注意
14.2.1 粉砕して服用しないこと。

15.その他の注意 15
15.1 臨床使用に基づく情報
15.1.1 海外臨床試験において、……。
15.2 非臨床試験に基づく情報
15.2.1 雌ラット及びマウスにおける……。

16.薬物動態 16
16.1 血中濃度
16.1.1 単回投与試験
健康成人男性○○例に、本剤20mgを食後に単回投与したとき。[14.2.1、16.2.1参照]

投与時間	例数	Cmax (ng/mL)	AUC (ng/mL)	AUC0-∞ (ng.h/mL)	Tmax (h)	T1/2 (h)
食後	11	…±…	…±…	…±…	…±…	…±…

16.1.2　反復投与試験
　　　日本人の健康成人〇例に…を反復経口投与し
　　　たとき、投与〇日目及び×日目のCmaxは…、
　　　AUC0-∞は…であった。
16.2　吸収
16.2.1　食事の影響
　　　健康成人〇例に…を高脂肪食下で単回投与し
　　　たとき、絶食投与下と比較して…は〇%上昇
　　　した。
16.3　分布
16.3.1　蛋白結合率
　　　99.4%以上（in vitro、ヒト血清……、平衡透
　　　析法）
16.4　代謝
　　　本剤は主にCYP〇A4により代謝され……。
16.5　排泄
　　　健康成人〇例に本剤を単回投与したとき、48
　　　時間までに未変化体として…。
16.6　特定の背景を有する患者
16.6.1　腎機能障害患者
16.6.2　肝機能障害患者
16.6.3　妊婦
16.6.4　高齢者
16.7　薬物相互作用
16.7.1　薬物代謝酵素の誘導及び阻害

　　　ヒト新鮮肝細胞を用いた検討で、…誘導能を
　　　示さなかった。
16.8　その他
17.臨床成績 ⑰
17.1　有効性及び安全性に関する試験
17.1.1　国内第Ⅱ相試験

17.1.2　海外第Ⅲ相試験

17.2　製造販売後調査等
17.3　その他
18.薬効薬理 ⑱
18.1　作用機序

18.2　骨密度及び骨強度に及ぼす影響

19.有効成分に関する理化学的知見 ⑲
　　一般的名称：○○○酢酸塩
　　化学名：1-13-[2-(…)……]…………
　　分子式：C30H32N2O2·C2H4O2
　　分子量：……
　　性状：白色の粉末
　　化学構造式：

　　融点：
　　分配係数：

20.取り扱い上の注意 ⑳
　　開封後の保存条件及び使用期限などの注意事項を
　　記載

21.承認条件 ㉑
　　新薬では医薬品リスク管理計画（RMP）の策定と実
　　施

22.包装 ㉒
　　…、……、……。

23.主要文献 ㉓
　　…、……、……。

24.文献請求先及び問い合わせ先 ㉔
　　…、……、……。

25.保険給付上の注意 ㉕
　　…、……、……。

26.製造販売業者等 ㉖
　　…、……、……。

添付文書の構成

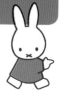

🐾 ⑦ 作成または改訂の年月と版数

　再審査や再評価結果の公表、効能効果または用法用量の変更に伴う改訂があれば改訂理由を記載。

🐾 ⑦ 規制区分

　毒薬、劇薬、麻薬、向精神薬、覚せい剤、習慣性医薬品、特例承認医薬品、処方箋医薬品などの区分を記載。

🧄 記載例

劇薬　処方箋医薬品（医師等の処方箋により使用すること）

🐾 ⑦ 貯法・有効期間

　包装された状態の貯法温度と有効期間や使用期限を記載。

🧄 記載例

貯法：室温保存　　使用期限：2022年3月

🐾 ⑦ 薬効分類名と販売名

　薬効または性質を正しく表す分類名を記載。承認を受けた販売名を記載。英字表記があれば併記。基準名や一般的名称

が併記されることもある。局方収載品（日本薬局方収載医薬品）の場合は局方名を記載。

📖記載例

骨粗鬆症治療薬　日本薬局方　○○○酢酸塩錠
○○○○○錠20mg　***** Tablets 20mg

❶警告

　致死的または極めて重篤かつ非可逆的な副作用が発現する場合、または副作用により極めて重大な事故に繋がる可能性があって、特に注意喚起が必要な場合に記載。赤枠・赤字。

📖記載例

1. 警告 急性腎障害を起こすことがあるため、以下の点に注意すること。[11.1.1 参照]
・投与前には、腎機能（クレアチニンクリアランス等）、脱水状態（高熱、高度な下痢及び嘔吐等）及び併用薬（腎毒性を有する薬剤、利尿剤）について、問診・検査を行うなど患者の状態を十分に確認し、本剤投与の適否を判断すること。[8.1、10.2 参照]

❷禁忌（次の患者には投与しないこと）

患者の症状、原疾患、合併症、既往歴、家族歴、体質、併

用薬剤等からみて投与すべきでない患者を記載。<mark>赤枠・黒字</mark>。

🍬 記載例

> 2. 禁忌（次の患者には投与しないこと）
> 2.2 ○○症、××症等のある患者又はその既往歴のある患者 [これらの症状が増悪することがある。]
> [8.1、8.2、11.1.1参照]

🐾 ❸組成・性状

一般的名称とその分量、記載義務がある添加剤名、色、形状、識別コードを<mark>表形式</mark>で記載。後発品は先発品と添加物が異なることがある。添加物アレルギーの回避の為、要確認。

🐾 ❹効能又は効果

承認を受けた効能または効果を記載。

🍬 記載例

骨粗鬆症。

🐾 ❺効能又は効果に関連する注意

承認を受けた効能効果と効能効果の範囲における患者選択や治療選択に関する注意事項を記載。

記載例

5.1 本剤の適用にあたっては、日本骨代謝学会の診断基準等を参考に、骨粗鬆症との診断が確定…………………。

⑥用法および用量

承認を受けた用法用量を記載。

記載例

通常、○○○として、1日1回20mgを経口投与する。

⑦用法および用量に関連する注意

承認を受けた用法用量とその範囲の特定条件下での用法用量や用法用量を調節する上で特に必要な注意事項を記載。

⑧重要な基本的事項

重大な副作用の発生防止や早期発見のために行う定期的検査、投与前に実施すべき検査等の重要事項を記載。

記載例

8.1 本剤の投与により急性腎障害を起こすことがあり、…、本剤投与に際しては以下の点に注意すること。[2.2、2.3、5.2、9.1.1、9.2.2、10.2、11.1.1参照]
・投与前に、腎機能（クレアチニンクリアランス等）並びに脱水状態（高熱、高度な下痢や嘔吐等）を確認し、投与の適否

を判断すること。

8.2 患者のカルシウム及び…補給すること。

⑨特定の背景を有する患者に関する注意

禁忌以外の情報をここに集約。投与に際し他の患者と比べて特に注意が必要な場合や、適正使用に関する情報がある場合に、注意事項やその判断根拠となる客観的な情報を記載。

記載例

9.1 合併症・既往歴等のある患者

9.1.1 急性腎障害を起こすおそれのある患者
次のような患者では、……

9.2 腎機能障害患者

9.2.1 重度の腎機能障害のある患者
投与しないこと。急性腎不全が……。

9.4 生殖能を有する者
妊娠する可能性のある女性には、……。

9.5 妊婦
妊婦又は妊娠している可能性のある女性には投与しないこと。本剤投与中に……。[2.4参照]

9.6 授乳婦
授乳を避けること。ヒト母乳中に移行することが報告されている。[2.4参照]

9.7 小児等

9.8 高齢者
一般に高齢者では腎機能が低下している……

🐾 ⑩相互作用

他剤との併用で各々の薬剤の薬理作用が増強または減弱する場合や副作用の増強、新たな副作用の出現、原疾患の増悪がみられる場合に臨床上注意が必要な組合せを記載。物理療法、飲食物等との相互作用も記載。代謝酵素が影響する場合にも記載。

🍒 記載例

10.1 併用禁忌（併用しないこと）

…… 阻害剤	…があるので併用しないこと	本剤の…作用が増強すること……。

10.2 併用注意（併用に注意すること）

薬剤名等	臨床症状・措置方法	機序・危険因子
○○製剤	血清カルシウムが…	相互に作用を…
利尿剤	急性腎不全が……	……
…系○○	……	……

🐾 ⑪副作用

重大な副作用を最初に配置して特に注意を要する副作用を記載。他の副作用は系統別に 表形式 。副作用発生頻度は臨床試験をもとに算出。

🔖 記載例

11.1　重大な副作用

11.1.1　急性腎障害（頻度不明）
　　　　急性腎障害が現れることがあるので…。[1,2.2、2.8
　　　　参照]

11.1.2　低カルシウム血症（0.3%）
　　　　QT延長、痙攣、テタニー等を伴う…。[2.4、8.2、8.4参照]

🌸 ⑫臨床検査結果に及ぼす影響

　医薬品の使用により臨床検査の値が見かけ上変動し、かつ
明らかに器質的または機能的障害と結びつかない場合に記載。

🔖 記載例

本剤投与により、○○法による××検査で偽陰性を呈するこ
とがある。

🌸 ⑬過量投与

　自殺目的や誤用、小児等の偶発的曝露などの過量投与時に
出現する中毒症状を記載。観察事項や処置方法があれば併記。

🔖 記載例

13.1　症状
過量投与により××が低下し、低××血症の症状・徴候があ
らわれる可能性がある。

記載例

13.2　処置

吸収を抑えるために、○○や△△を投与する。

⑭適用上の注意

　投与経路、剤型、注射速度、投与部位、調製方法、患者への指導事項等、適用にあたって必要な注意事項を記載。

記載例

14.1　薬剤交付時の注意

PTP包装の薬剤はPTPシートから……。

⑮その他の注意

　臨床使用に基づく情報には、評価が未確立でも安全性や有効性に関する特に重要な情報を記載。非臨床試験に基づく情報には、ヒトへの影響は明らかではないが動物で認められた毒性所見のうち、特に重要な情報を記載。

記載例

15.1　臨床使用に基づく情報

15.1.1　海外臨床試験において……。

15.1.2　本剤投与による××は確認されていない。……。

15.2　非臨床試験に基づく情報

15.2.1　雌ラットにおけるがん原性試験の結果……。

🐾 ⑯薬物動態

血中濃度、吸収、分布、代謝、排泄、特定の背景を有する患者、薬物相互作用、その他の項目に細分化。各項目に原則ヒトでのデータを記載。非臨床試験の結果が記載されることもある。

🐾 ⑰臨床成績

有効性および安全性に関する試験では効能効果の根拠と用法用量の根拠となる主要な臨床試験の結果を記載。

🧄 記載例

> 17.1　有効性及び安全性に関する試験
> 17.1.1　国内第Ⅱ相試験
> 17.1.2　海外第Ⅲ相試験

🐾 ⑱薬効薬理

効能または効果を裏付ける薬理作用および作用機序を記載。動物実験の結果を用いる場合には動物種を、また in vitro 試験（試験管など試験器具容器内で行う薬物の作用を調べる試験）の結果を用いる場合にはその旨をそれぞれ記載。

🧄 記載例

> 18.1　作用機序
> 　　○○○は、選択的エストロゲン受容体モジュレーター（SERM）……。

18.2　骨密度及び骨強度に及ぼす影響

ラットの卵巣摘除モデルにおいて……。

18.3　骨折治療に及ぼす影響

ラットの卵巣摘除モデルに○○○1mg/kg/日を投与し………。

🌸⑩有効成分に関する理化学的知見

　一般的名称、化学名、分子式、化学構造式、核物理学的特性（放射性物質に限る）等必要に応じて記載。

一般的名称：○○○酢酸塩錠（*** Acetate）

化学名：1-13-[2-（…）……]…………

分子式：$C_{30}H_{32}N_2O_3 \cdot C_2H_4O_2$

分子量：524.54

性状：白色の粉末である。

化学構造式：

融点：約165℃

分配係数：（LogD）：＞4　（pH6.52, 1オクタノール／水系）

⑳取り扱い上の注意

取り扱い上の注意事項（開封後の保存条件および使用期限など）が定められている場合に記載。

記載例

本剤は吸湿性が極めて高いため、服用直前までPTPシートから取り出さないこと。

㉑承認条件

承認に当たって試験の実施等の条件が付された場合に（新薬では医薬品リスク管理計画（RMP）の策定と実施も）記載。

記載例

医薬品リスク管理計画を策定の上、適切に実施すること。

㉕保険給付上の注意

保険給付の対象とならない医薬品、効能または効果の一部のみが給付の対象となる場合、保険給付上の注意（投与期間制限など）がある場合に記載。

記載例

本剤は新医薬品であるため、厚生労働省告示第107号（平成18年3月6日付）に基づき、20○○年○月末日までは、投薬期間 は1回14日分を限度とされている。

その他

㉒ 包装

㉓ 主要文献

㉔ 文献請求先および問い合わせ先

㉖ 製造販売業者等

インターネット上の参考文献は
右記のバーコードのリンクから
ご覧いただけます。

第2章

疾患とその薬

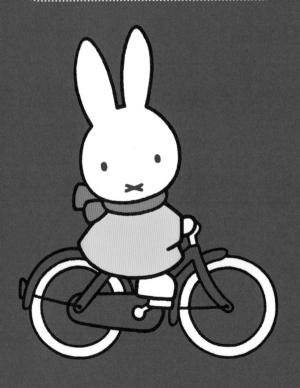

殺細胞性抗がん薬
Cytotoxic anticancer agents

主な薬剤の特徴

　抗がん剤と呼ばれる最も一般的な区分の薬剤の総称である。分子標的薬との区別をつける目的で【殺細胞性抗がん薬】などと呼ばれる。細胞分裂の一連の過程である細胞周期に作用する薬剤が多く、単剤または他剤と組み合わせて用いられる。細胞毒性があるため、抗がん薬特有の有害事象が発現する。

治療に使われる主な薬と分類

アルキル化薬：主にDNAの合成を阻害する

一般名 ／ **商品名**

» ① **シクロホスファミド**（CPA）／エンドキサン 錠
» ② **イホスファミド**（IFM）／イホマイド 注
» ③ **ベンダムスチン**（BEN）／トレアキシン 注
» ④ **ダカルバジン**（DTIC）／ダカルバジン 注

代謝拮抗薬：主に核酸合成過程を阻害する

一般名 ／ **商品名**

» ① **フルオロウラシル**（5FU）／5-FU 注
» ② **テガフール・ギメラシル・オテラシル**（S-1）／TS-1 錠・カ
» ③ **カペシタビン**（Cape）／ゼローダ 錠
» ④ **シタラビン**（Ara-C）／キロサイド 注
» ⑤ **ゲムシタビン**（GEM）／ジェムザール 注
» ⑥ **ペメトレキセド**（PEM）／アリムタ 注

🍒 抗腫瘍性抗生物質：作用機序は薬剤により異なる

一般名 ／ 商品名

» ① **ドキソルビシン**（ADM、DXR）／アドリアシン 注
» ② **エピルビシン**（EPI）／ファルモルビシン 注
» ③ **アムルビシン**（AMR）／カルセド 注
» ④ **ブレオマイシン**（BLM）／ブレオ 注

🍒 植物アルカロイド：主に複製されたDNAの再結合などを阻害

一般名 ／ 商品名

» ① **ビンクリスチン**（VCR）／オンコビン 注
» ② **パクリタキセル**（PTX、PAC）／タキソール 注
» ③ **アルブミン懸濁型パクリタキセル**（nab-PTX）／アブラキサン 注
» ④ **ドセタキセル**（DOC）／タキソテール 注
» ⑤ **イリノテカン**（CPT-11）／トポテシン 注など
» ⑥ **エトポシド**（VP-16）／ラステット 注、ベプシド 注

🍒 白金製剤：主にDNAと結合することでDNAの複製を阻害

一般名 ／ 商品名

» ① **シスプラチン**（CDDP）／ランダ 注など
» ② **カルボプラチン**（CBDCA）／パラプラチン 注
» ③ **オキサリプラチン**（L-OHP）／エルプラット 注

看護&観察のポイント

» 殺細胞性抗がん薬は、骨髄抑制や消化器症状、脱毛など一般的に患者さんが有害事象に対して悪いイメージを持っていることが多い。各薬剤の有害事象に対し、適切な対応をしながら、精神的なケアをしていくことも重要と考えられる

2

疾患とその薬 がん

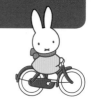

分子標的薬
Molecular targeted drugs

🐾 主な薬剤の特徴

　分子標的薬とは、がん細胞の持つ特異的な分子を標的にして作用する薬剤の総称である。従来の殺細胞性抗がん薬と異なる有害事象が発現するだけでなく、標的分子毎に固有の有害事象も発現するため注意が必要。単剤または他剤と組み合わせて用いられる。投与に際して遺伝子検査などが必要になる場合が多い。

🐾 治療に使われる主な薬と分類

🍒 抗体薬（大分子化合物）

抗EGFR抗体

一般名 ／ 商品名
- » ① セツキシマブ（CET）／アービタックス 注
- » ② パニツムマブ（PANI）／ベクティビックス 注

抗HER2抗体
- » 一般名 トラスツズマブ（HER）／ 商品名 ハーセプチン 注

抗CD20抗体
- » 一般名 リツキシマブ ／ 商品名 リツキサン 注

抗VEGF抗体

一般名 ／ 商品名
- » ① ベバシズマブ（BEV）／アバスチン 注
- » ② ラムシルマブ（RAM）／サイラムザ 注

🍒 シグナル伝達系阻害薬（小分子化合物）

EGFR-TKI

一般名 ／ **商品名**

- » ① **エルロチニブ** ／ タルセバ 錠
- » ② **オシメルチニブ** ／ タグリッソ 錠

マルチキナーゼ阻害薬

一般名 ／ **商品名**

- » ① **スニチニブ** ／ スーテント カ
- » ② **ソラフェニブ** ／ ネクサバール 錠
- » ③ **レンバチニブ** ／ レンビマ カ

🌶 BCR/ABL阻害薬、c-kit阻害薬

- » **一般名** **イマチニブ** ／ **商品名** グリベック 錠

🌶 ALK阻害薬

一般名 ／ **用法用量**

- » ① **アレクチニブ** ／ アレセンサ カ
- » ② **クリゾチニブ** ／ ザーコリ カ

🌶 mTOR阻害薬

- » **一般名** **テムシロリムス** ／ **商品名** トーリセル 注

🌶 プロテアソーム阻害薬

- » **一般名** **ボルテゾミブ**（BOR）／ **商品名** ベルケイド 注

看護&観察のポイント

- » 分子標的薬は殺細胞性抗がん薬のような消化器症状や脱毛等
  は少ない一方、標的分子特有の有害事象が発現する。例えば
  EGFRではざ瘡用皮疹や低Mg血症、VEGFでは高血圧や出血
  傾向、蛋白尿等が発現する。またインフュージョンリアクショ
  ン（分子標的薬投与中に発現する注入反応）に注意が必要な薬剤で
  は投与速度や投与中の観察が重要である

免疫チェックポイント阻害薬 Immune checkpoint inhibitor

主な薬剤の特徴

　免疫チェックポイント阻害薬は従来の抗がん剤とは異なり、直接がん細胞を阻害するのではなく自己免疫を活性化させ、抗腫瘍効果を発揮する薬剤である。そのため、従来の抗がん剤のような有害事象ではなく、全身で免疫関連有害事象（irAE：immune-related Adverse Events）が発現する可能性がある。

治療に使われる主な薬と分類

CTLA-4阻害薬：CTLA-4に作用し自己免疫を活性化

» **一般名** **イピリムマブ**（IPI）／ **商品名** ヤーボイ 注

PD-1阻害薬：PD-1に作用し自己免疫を活性化

一般名 ／ **商品名**

» ① **ニボルマブ**（NIV）／オプジーボ 注
» ② **ペムブロリズマブ**／キイトルーダ 注

PD-L1阻害薬：PD-L1に作用し自己免疫を活性化

一般名 ／ **商品名**

» ① **アベルマブ**／バベンチオ 注
» ② **デュルバルマブ**／イミフィンジ 注
» ③ **アテゾリズマブ**／テセントリク 注

看護&観察のポイント

» 免疫チェックポイント阻害薬は様々ながん種で使用されるようになり、治療効果が認められている。投与も長期間にわたる一方で、irAEの発現に注意が必要である。irAEの発現には一定の見解はあるものの、投与中はいつでも発現しうる可能性があり、時に重篤化することもある。早期発見するために、それぞれのirAEの特徴的な症状を確認していく必要がある

COLUMN

コラム　免疫チェックポイント阻害薬はどのように効くの？

　通常、体内にはがん細胞などの異物を排除する自己免疫が備わっています。この免疫機能は免疫チェックポイントと呼ばれるある種のブレーキ（共抑制分子）が存在し、自己への不適切な免疫応答を起こさないように制御されているのです。免疫チェックポイント阻害薬はこのブレーキを解除することで、自身のT細胞を活性化させてがん細胞に作用することで抗腫瘍効果を示します。

irAEはどのように発現するの？

　免疫チェックポイントに関する分子は全身に存在し、体内の免疫機能のバランス（恒常性）を保つ役割をしています。免疫チェックポイント阻害薬を使用すると全身で免疫機能が活性化するため、様々な有害事象：irAEが発現する可能性があります。代表的なirAEには間質性肺炎や大腸炎、1型糖尿病、甲状腺機能障害、皮膚症状、神経障害、筋炎、脳炎、重症筋無力症などが挙げられる。

肺がん（小細胞肺がん）
Small-cell lung cancer

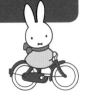

🐾 主な症状と治療法

　肺に発生する悪性腫瘍であり、非小細胞肺がんとは治療方法が異なるため区別される。喫煙が危険因子であり、咳嗽や血痰などが出現する。限局型と進展型に区分され、病期により手術、放射線療法、化学療法を選択する。免疫チェックポイント阻害薬が中心になりつつある。[237頁 表3. 抗がん剤 参照]

🐾 治療に使われる主な薬と使い方

化学療法の代表的レジメン

🧄 CDDP+VP-16療法：術後補助療法、限局型小細胞肺がん

一般名／用法用量

» ① **シスプラチン**／1回80mg/m² 点滴60分 day1 3週毎
» ② **エトポシド**／1回100mg/m² 点滴90分 day1-3 3週毎

特徴 原則4コース施行

🧄 アテゾリズマブ +CBDCA+VP-16療法：進展型小細胞肺がん

一般名／用法用量

» ① **アテゾリズマブ**／1回1,200mg 点滴30-60分 day1 3週毎
» ② **カルボプラチン**／AUC5 点滴60分 day1 3週毎
» ③ **エトポシド**／1回100mg/m² 点滴120分 day1-3 3週毎

特徴 4コース施行後はアテゾリズマブ維持療法へ

🍒 デュルバルマブ+CDDP+VP-16療法：進展型小細胞肺がん

一般名／用法用量

» ① **デュルバルマブ**／1回1,500mg　点滴30-60分　day1
　3週毎
» ② **シスプラチン**／1回80mg/m²　点滴120分　day1　3週毎
» ③ **エトポシド**／1回100mg/m²　点滴120分　day1-3　3週毎

特徴 4コース施行後はデュルバルマブ維持療法へ（4週毎）

🍒 CDDP+CPT-11療法：進展型小細胞肺がん

一般名／用法用量

» ① **シスプラチン**／1回60mg/m²　点滴120分　day1　4週毎
» ② **イリノテカン**／1回60mg/m²　点滴120分　day1,8,15
　4週毎

🍒 AMR療法：進展型小細胞肺がん

» **一般名** アムルビシン
　用法用量 1回40mg/m²　点滴全開　day1-3　3週毎

🍒 NGT療法：進行再発治療

» **一般名** ノギテカン（NGT）／**商品名** ハイカムチン 注
　用法用量 1回1mg/m²　点滴30分　day1-5　3週毎

🖍 看護＆観察のポイント

» 小細胞肺がんでは脳転移に対して全脳照射なども行うため、
　化学療法中には脳浮腫などに伴うめまいや頭痛なども注意
» アテゾリズマブやデュルバルマブは免疫関連有害事象に注意
» アムルビシンは壊死性のため血管外漏出に注意
» シスプラチンは腎障害予防のため輸液投与を行うが、輸液を
　経口補水に置き換えたショートハイドレーションも用いられ
　る。輸液投与同様に尿量や浮腫、体重変化などに注意

肺がん（非小細胞肺がん）

Non small-cell lung cancer

🐾 主な症状と治療法

　肺に発生する悪性腫瘍のうち腺がん、扁平上皮がん、大細胞がんを非小細胞肺がんという。遺伝子変異検索と免疫学的因子の検索が治療方針の決定に欠かせない。喫煙が危険因子であり、咳嗽や血痰などが出現する。病期により手術、放射線療法、化学療法を選択する。免疫チェックポイント阻害薬が中心になりつつある。

　［237頁 表3. 抗がん剤 参照］

🐾 治療に使われる主な薬と使い方

化学療法の代表的レジメン

🍒 **weeklyCBDCA＋PTX療法**：根治的放射線化学療法

一般名／用法用量

» ① **カルボプラチン**／AUC2　点滴60分　day1　1週毎

» ② **パクリタキセル**／1回40mg/m²　点滴60分　day1　1週毎

特徴 6コース施行

🍒 **デュルバルマブ療法**：CRT後の維持療法

» **一般名 デュルバルマブ**

用法用量 1回10mg/kg　点滴60分　day1　2週毎

特徴 最長で12ヶ月施行

🍒 **CDDP＋PEM＋BEV療法**：進行再発治療

一般名／用法用量

» ① **シスプラチン**／1回75mg/m²　点滴120分　day1　3週毎

» ② **ペメトレキセド**／1回500mg/m²　点滴10分　day1　3週毎

» ③ **ベバシズマブ**／1回15mg/kg　点滴30-90分　day1　3週毎

特徴 原則4-6コースでその後はPEM+BEVの維持療法へ

🍒 ペムブロリズマブ +CBDCA+nab-PTX療法：進行再発治療

一般名 / 用法用量

- » ① **ペムブロリズマブ**／1回200mg　点滴30分　day1　3週毎
- » ② **カルボプラチン**／AUC6　点滴60分　day1　3週毎
- » ③ **アルブミン懸濁型パクリタキセル**／1回100mg/m^2　点滴
    30分　day1,8,15　3週毎

特徴 原則4コース後はペムブロリズマブ単剤の維持療法へ

🍒 NIV療法：進行再発治療

- » **一般名 ニボルマブ**

    用法用量 1回240mgの場合：点滴30分　day1　2週毎
    　　　　　1回480mgの場合：点滴30分　day1　4週毎

🍒 エルロチニブ療法：進行再発治療、EGFR変異陽性

- » **一般名 エルロチニブ**

    用法用量 1回150mg　1日1回　内服　空腹時

🍒 オシメルチニブ療法：進行再発治療、EGFR変異陽性

- » **一般名 オシメルチニブ** ／ **用法用量** 1回80mg　1日1回　内服

    特徴 他のEGFR-TKIから変更時はT790M変異を確認

🍒 アレクチニブ療法：進行再発治療、ALK陽性

- » **一般名 アレクチニブ**

    用法用量 1回300mg　1日2回　内服

看護&観察のポイント

- » 非小細胞肺がんはEGFRやALKなどの変異、扁平上皮か非扁平上皮なのかによって治療が変わるので導入前に確認
- » 免疫チェックポイント阻害薬が広く用いられるので、免疫関連有害事象に注意する

悪性胸膜中皮腫

Malignant mesothelioma

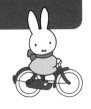

🐾 主な症状と治療法

　悪性胸膜中皮腫は、肺を包む膜（胸膜）の表面をおおう中皮細胞から発生する腫瘍である。アスベスト吸入歴が危険因子であり、吸入から数十年後に発症することが多い。咳嗽や胸部圧迫感、胸痛、胸水などが出現する。病期により手術、化学療法を選択する。免疫チェックポイント阻害薬も用いられる。

　[237頁 表3. 抗がん剤 参照]

🐾 治療に使われる主な薬と使い方

🍒 CDDP+PEM療法

一般名／用法用量

» ① **シスプラチン**：1回75mg/m² 点滴120分 day1 3週毎
» ② **ペメトレキセド**：1回500mg/m² 点滴10分 day1 3週毎

🍒 PEM療法

» **一般名** ペメトレキセド

用法用量 1回500mg/m² 点滴10分 day1 3週毎
特徴 1次治療でPEM未使用の場合に用いる。
　　　 CDDP+PEM療法は維持療法としてのエビデンスが十分
　　　 ではない

🍒 NIV療法

» **一般名** ニボルマブ

用法用量 1回240mgの場合：点滴30分 day1 2週毎

1回480mgの場合：点滴30分　day1　4週毎

その他（CBDCA+PEM療法、GEM療法、VNR療法）

特徴 有効な治療方法が少ないため、CBDCA+PEM療法や
GEM療法、VNR療法も一般的に施行されることがあるが、
本邦ではカルボプラチン（CBDCA）やゲムシタビン（GEM）、
ビノレルビン（VNR、**商品名** ナベルビン[注]）は保険未承認で
あることに留意したい

看護&観察のポイント

» シスプラチンは腎障害予防のため輸液投与を行うが、尿量や
浮腫、体重変化などにも注意する
» シスプラチンは高度催吐リスクであり悪心・嘔吐に注意
» ニボルマブは免疫関連有害事象に注意
» ニボルマブはインラインフィルターを使用
» ペメトレキセドによる有害事象予防で、投与7日以上前から
治療中止後22日まで葉酸（0.5g連日）、ビタミンB₁₂（1mg筋注
9週毎）を投与する

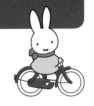

がん

食道がん
Esophageal cancer

🐾 主な症状と治療法

　食道に発生する悪性腫瘍。男性に多い。食道がんの90%以上を占める扁平上皮がんは喫煙と飲酒が危険因子。進行により飲食時の違和感、つかえる感じ、体重減少、胸部・背部痛などがみられる。病期により内視鏡的切除、手術、放射線療法、化学療法を単独あるいは組み合わせて治療を行う。［237頁 表3. 抗がん剤 参照］

🐾 治療に使われる主な薬と使い方

薬物療法の代表的レジメン

🍒**FP＋RT療法**：根治的化学放射線療法

　一般名／**用法用量**

» ① **シスプラチン**／1回70mg/m² 点滴120分 day1,29
» ② **フルオロウラシル**／1回700mg/m² 点滴24時間 day1-4,29-32
» ③ **放射線**／1日1回2Gy 5日照射2日休×6回（計60Gy）

🍒**FP療法**：術前化学療法・進行再発

　一般名／**用法用量**

» ① **シスプラチン**／1回80mg/m² 点滴120分 day1 3週毎
» ② **フルオロウラシル**／1回800mg/m² 点滴24時間 day1-5 3週毎／**特徴** 術前化学療法として行う場合は2コースが一般的。進行再発では4週毎に行う

🍒**CDGP＋5FU療法**：進行期1次治療

　一般名／**用法用量**

» ① **ネダプラチン**（**CDGP**）／1回90mg/m^2　点滴120分　day1
4週毎／**商品名** アクプラ 注

» ② **フルオロウラシル**／1回800mg/m^2　点滴24時間　day1-
5　4週毎

特徴《①②共通》FP療法に比べ補液量は少ない。腎障害例や心
機能低下例や高齢者向きである

DTX療法：2次治療化学療法

» **一般名** ドセタキセル
用法用量 1回70mg/m^2　点滴1時間以上　day1　3週毎

wPTX療法：2次治療化学療法

» **一般名** パクリタキセル
用法用量 1回100mg/m^2　点滴1時間以上　週1回　6種連続

NIV療法：化学療法後に増悪した根治切除不能進行・再発例

» **一般名** ニボルマブ
用法用量 1回240mgの場合：点滴30分以上　day1　2週間隔
1回480mgの場合：点滴30分以上　day1　4週間隔

看護&観察のポイント

» 放射線併用の治療では食道炎などにも注意が必要
» シスプラチンは腎障害予防のため輸液投与を行うが、尿量や
浮腫、体重変化などにも注意
» シスプラチンは高度催吐リスク（制吐剤未使用で悪心・嘔吐発現率
90%以上）であり悪心・嘔吐に注意
» パクリタキセルはアレルギー発現予防で、抗アレルギー薬な
どを使用するため自動車運転には注意が必要
» ニボルマブは免疫関連有害事象に注意

胃がん
Gastric cancer

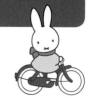

主な症状と治療法

　胃粘膜に発生する悪性腫瘍。90％以上が腺がん。H.ピロリ菌感染や高食塩食、喫煙が危険因子。早期がんでは無症状のことが多いが進行に従い心窩部痛、食欲不振、嘔気・嘔吐などが出現する。病期により内視鏡的切除、手術、放射線療法、化学療法を単独あるいは組み合わせて治療を行う。[237頁 表3. 抗がん剤 参照]

治療に使われる主な薬と使い方

薬物療法の代表的レジメン

S-1療法：術後補助化学療法。切除不能1次治療

» **一般名** テガフール・ギメラシル・オテラシル

用法用量 1回40-60mg　1日2回　内服　day1-28　6週毎

特徴 術後補助化学療法の場合は原則1年間投与

CAPOX療法：術後補助化学療法、切除不能1次治療

一般名／用法用量

» ① **カペシタビン**／1回1,200-2,100mg　1日2回　内服
day1-14　3週毎

» ② **オキサリプラチン**／150mg/m²　点滴120分　day1　3週毎

特徴 大腸がんにも使われる[044頁「大腸がん」参照]。
術後補助化学療法の場合は原則6ヶ月投与

SP療法：進行期1次治療

一般名／用法用量

» ① **S-1**／1回40-60mg　1日2回　内服　day1-21　5週毎

» ② **シスプラチン**／60mg/m²　点滴120分　day8　5週毎

🍒 G-SOX療法：切除不能1次治療

一般名／用法用量

» ① **S-1**／1回40-60mg　1日2回　内服　day1-14　3週毎
» ② **オキサリプラチン**／1回100mg/m^2　点滴120分　day1
　　3週毎

特徴 大腸がんにも使われるがL-OHPの投与量が異なる

🍒 XP+Tmab療法：HER2陽性胃がん、進行期1次治療

一般名／用法用量

» ① **カペシタビン**／1回1,200〜2,100mg　1日2回　内服
　　day1-14　3週毎
» ② **シスプラチン**／1回80mg/m^2　点滴120分　day1　3週毎
» ③ **トラスツズマブ**／〈初回〉8mg/kg　点滴90分
　　〈維持量〉6mg/kg　点滴30分　day1　3週毎

🍒 weeklyPTX+RAM療法：進行期2次治療以降

一般名／用法用量

» ① **パクリタキセル**／1回80mg/m^2　点滴60分　day1,8,15
　　4週毎
» ② **ラムシルマブ**／1回8mg/kg　点滴60分　day1,15　4週毎

特徴 PTX を nab-PTXに代える場合もある

🖍 看護&観察のポイント

» シスプラチンは腎障害予防のため輸液投与を行うが、尿量や
　浮腫、体重変化などにも注意する
» カペシタビンは手足症候群に注意
» パクリタキセルはアルコールが含まれるため、アルコールに
　過敏な患者には注意が必要
» パクリタキセルはアレルギー発現予防で、抗アレルギー薬な
　どを使用するため自動車運転には注意が必要

大腸がん
Colorectal cancer

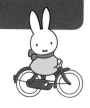

主な症状と治療法

　大腸（結腸・直腸）に発生する悪性腫瘍。多くは腺がん。S状結腸と直腸に多発。早期では自覚症状はほとんどなく、進行に従い血便、下血、狭窄に下痢・便秘が現れ、腸閉塞をきたすこともある。病期により内視鏡的切除、手術、放射線療法、化学療法を単独あるいは組み合わせて治療を行う。[237頁 表3. 抗がん剤 参照]

治療に使われる主な薬と使い方

化学療法の代表的レジメン

mFOLFOX6療法：術後補助化学療法、切除不能治療

一般名／用法用量

» ① **レボホリナート**／1回200mg/m² 点滴120分 day1 2週毎／**商品名** アイソボリン 注

» ② **オキサリプラチン**／1回85mg/m² 点滴120分 day1 2週毎

» ③ **フルオロウラシル**／1回400mg/m² 急速静注 day1 2週毎

» ④ **フルオロウラシル**／1回2,400mg/m² 点滴46時間 day1 2週毎

CAPOX療法：術後補助化学療法、切除不能治療

特徴 術後補助化学療法では原則6ヶ月 [042頁「胃がん」参照]

FOLFIRI療法：切除不能治療

一般名／用法用量

» ① **レボホリナート**／1回200mg/m² 点滴120分 day1 2週毎

» ② **イリノテカン**／1回150mg/m² 点滴120分 day1 2週毎

» ③ **フルオロウラシル**／1回400mg/m² 急速静注 day1 2週毎

　用語の説明　RAS遺伝子 ➡ がん遺伝子の一種。治療選択肢に影響

» ④ **フルオロウラシル**／1回2,400mg/ m² 点滴46時間 day1 2週毎

IRIS療法：切除不能治療

一般名／用法用量

» ① **S-1**／1回 40〜60mg　1日2回　内服　day1-14　4週毎
» ② **イリノテカン**／150mg/m²　点滴90分　day1,15　4週毎

FTD・TPI療法：標準治療抵抗性の大腸がん

» **一般名 トリフルリジン・チピラシル（FTD・TPI）／商品名** ロンサーフ**錠**／**用法用量** 1回35mg/m² 1日2回 内服 day1-5,8-12 4週毎

REG（レゴラフェニブ）療法：標準治療抵抗性の大腸がん

　[047頁「肝細胞がん」参照]

代表的レジメンに併用する分子標的薬

特徴 切除不能大腸がんでは分子標的薬の併用が標準療法
　[237頁 表3. 抗がん剤 参照]

一般名／特徴

» ① **ベバシズマブ（BEV）**／多くのレジメンで併用される
» ② **ラムシルマブ（RAM）**／FOLFIRIのみ併用される
» ③ **セツキシマブ（CET）**
» ④ **パニツムマブ（PANI）**／RAS野生型でFOLFOX6やFOLFIRI
に併用

看護&観察のポイント

» FOLFOXやFOLFIRIではポートの管理が重要
» オキサリプラチンは痺れや末梢投与時の血管痛、遅発性のア
レルギー（総投与量が800mg/m²を超える時期）に注意
» セツキシマブやパニツムマブはざ瘡用皮疹の管理が重要
» セツキシマブは初回投与時のアレルギーに注意
» ベバシズマブやラムシルマブは血圧や尿蛋白に注意

肝細胞がん
Hepatocellular carcinoma

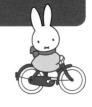

🌸 主な症状と治療法 ....

　肝細胞ががん化する悪性腫瘍。「肝内胆管がん」は胆道がんとして治療。肝硬変やB・C型肝炎、多量飲酒などが発生要因。無症状のことが多く、進行すると食欲不振や腹部の圧迫感、心窩部痛などが現れる。肝切除、ラジオ波焼灼療法（RFA）、肝動脈化学塞栓術（TACE）、肝移植、化学療法、放射線治療などの選択肢がある。

　［237頁 表3.　抗がん剤 参照］

🌸 治療に使われる主な薬と使い方 ....

化学療法の代表的レジメン

🍒 ミリプラチン動注療法（肝動脈化学塞栓術：TACE）

» **一般名** ミリプラチン／**商品名** ミリプラ 注

用法用量 1回70mg/body　添付懸濁液に溶解し動注

🍒 ベバシズマブ＋アテゾリズマブ療法：切除不能1次治療

一般名 ／ **用法用量**

» ① ベバシズマブ／1回15mg/kg　点滴30-90分　day1
3週毎

» ② アテゾリズマブ／1回1,200mg　点滴30-60分　day1
3週毎

🍒 RAM（ラムシルマブ）療法：化学療法後悪化2次治療

» **一般名** ラムシルマブ

用法用量 1回8mg/kg　点滴60分　day1　2週毎

🍒 **ソラフェニブ療法**：切除不能１次治療
» **一般名** ソラフェニブ ／ **用法用量** １回400mg　１日２回　連日内服

🍒 **レンバチニブ療法**：切除不能１次治療
» **一般名** レンバチニブ ／ **用法用量** 〈体重60kg以上〉１日１回12mg
連日内服。〈体重60kg未満〉１日１回8mg　連日内服

🍒 **REG（レゴラフェニブ）療法**：化学療法後増悪２次治療
» **一般名** レゴラフェニブ ／ **商品名** スチバーガ 錠
用法用量 １日１回160mg　day1-21　４週毎に内服

🍒 **カボザンチニブ療法**：化学療法後増悪２次治療
» **一般名** カボザンチニブ ／ **商品名** カボメティクス 錠
用法用量 １日１回60mg　空腹時　連日内服

看護&観察のポイント

» ラムシルマブはAFP値が400ng/mL以上の場合に使用
» ラムシルマブは高血圧や尿蛋白に注意
» アテゾリズマブは免疫関連有害事象に注意。特に肝細胞腫瘍に使用する場合は肝障害が発現しやすい傾向
» アテゾリズマブやラムシルマブは0.2または0.22μmのインラインフィルターを使用
» ミリプラチンは投与直前に看護師などが調製する場合は、安全キャビネットなどが使用できないこともあるため、曝露対策には十分な注意が必要
» ソラフェニブやレンバチニブ、カボザンチニブなどは手足症候群や高血圧、出血傾向などに注意が必要

用語の説明 AFP➡肝細胞腫瘍の腫瘍マーカーの一つ

胆道がん
Biliary tract cancer

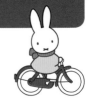

🐾 主な症状と治療法

　胆道がんは胆管、胆嚢、十二指腸乳頭にできるがんの総称である。無症状なことが多く、進行すると食欲不振や腹部の痛み、疲労感などが現れる。主な治療は外科的切除か化学療法になる。使用できるレジメンが少ないため、腎機能や経口アドヒアランスなど患者毎に使い分ける必要がある。[237頁 表3. 抗がん剤 参照]

🐾 治療に使われる主な薬と使い方

化学療法の代表的レジメン

🧄GEM+CDDP（GC）療法：進行再発治療

一般名／用法用量

» ① **ゲムシタビン**／1回1,000mg/m² 点滴30分 day1,8
3週毎

» ② **シスプラチン**／1回25mg/m² 点滴60分 day1,8
3週毎

特徴 現在の標準治療として頻用される

🧄GEM療法：進行再発治療

» **一般名** **ゲムシタビン**

用法用量 1回1,000mg/m² 点滴30分 day1,8 3週毎

特徴 腎障害などでCDDPが投与しにくい場合などに使用

🧄GEM+S-1（GS）療法：進行再発治療

一般名／用法用量

» ① **ゲムシタビン**／1回1,000mg/m² 点滴30分 day1,8
3週毎

» ② **S-1**／1回60-100mg 1日2回 内服 day1-14 3週毎

GEM+CDDP+S-1（GCS）**療法**：進行再発治療

一般名／用法用量

» ① **ゲムシタビン**／1回1,000mg/m² 点滴30分 day1
2週毎

» ② **シスプラチン**／1回25mg/m² 点滴60分 day1 2週毎

» ③ **S-1**／1回40-60mg 1日2回 内服 day1-7 2週毎

S-1**療法**：進行再発治療

» **一般名 S-1**

用法用量 1回40-60mg 1日2回 内服 day1-28 6週毎

特徴 点滴治療が困難な場合に使用。経口剤なのでアドヒアランスに注意

看護&観察のポイント

» 胆道がんで使用できる治療薬は限られているが、レジメン毎に各薬剤の投与間隔などが異なるため注意が必要

» ゲムシタビンの投与時間は原則30分である。60分以上では骨髄抑制などの頻度が高くなると報告されている

» ゲムシタビンの投与中に血管痛が発現することがあるので注意が必要である

» シスプラチンは他のがん種で使用する場合に比べて低用量であり、輸液負荷をかけない場合もあるが、腎機能障害対策として、水分摂取ができているかどうか、尿量や浮腫、体重変化などにも注意する

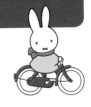

膵がん
Pancreatic cancer

主な症状と治療法

　膵臓にできるがんで、多くは膵管から発生する。無症状の場合が多いが、進行すると腹痛、食欲不振、腹部膨満感、腰背部痛などが現れる。その他、糖尿病の発症や悪化は膵臓がんの発生を疑う。主な治療は外科的切除か化学療法になる。

　[237頁 表3. 抗がん剤 参照]

治療に使われる主な薬と使い方

化学療法の代表的レジメン

GEM療法：術後補助化学療法、切除不能1次治療

» **一般名** **ゲムシタビン**

用法用量 1回1,000mg/m² 点滴30分 day1,8,15 4週毎

特徴 術後補助化学療法では原則6コース

S-1療法：術後補助化学療法、切除不能1次治療

» **一般名** **S-1**

用法用量 1回40-60mg 1日2回 内服 day1-28 6週毎

特徴 術後補助化学療法では原則4コース

FOLFIRINOX療法：切除不能1次治療

一般名／用法用量

» ① **オキサリプラチン**／1回85mg/m² 点滴120分 day1 2週毎
» ② **レボホリナート**／1回200mg/m² 点滴120分 day1 2週毎
» ③ **イリノテカン**／1回180mg/m² 点滴90分 day1 2週毎
» ④ **フルオロウラシル**／1回400mg/m² 急速静注 day1 2週毎

» ⑤ **フルオロウラシル**／1回2,400mg/m^2　点滴46時間　day1
2週毎

特徴 副作用を考慮し CPT-11 を150mg/m^{2}にし、急速静注の
5FU が省略された modified FOLFIRINOX（mFOLFIRINOX
とも表す）も頻用

🍡 GEM+nab-PTX療法：切除不能1次治療

一般名／**用法用量**
» ① **ゲムシタビン**／［GEM療法参照］
» ② **アルブミン懸濁型パクリタキセル**／125mg/m^2　点滴30分
day1,8,15　4週毎／**商品名** アブラキサン 注

🍡 オニバイド+5FU+LV療法：がん化学療法後の増悪時の治療

一般名／**用法用量**
» ① **イリノテカンリポソーム製剤**／1回70mg/m^2　点滴90分
day1　2週毎／**商品名** オニバイド 注
» ② **レボホリナート**／1回200mg/m^2　点滴120分　day1
2週毎
» ③ **フルオロウラシル**／1回2,400mg/ m^2　点滴46時間
day1　2週毎

特徴 リポソーム製剤は有効成分をリポソームに封入した薬品

看護&観察のポイント

» FOLFIRINOX やオニバイド +5FU+LV療法ではポートの管理が
重要
» オキサリプラチンは痺れや末梢投与時の血管痛、遅発性のア
レルギー（総投与量が800mg/m^{2}を超える時期）に注意
» アルブミン懸濁型パクリタキセルは特定生物由来製剤である
» ゲムシタビンの投与時間は原則30分である。60分以上では
骨髄抑制などの頻度が高くなると報告されている

用語の説明　リポソーム➡脂質二重層の人工膜のカプセル

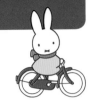

甲状腺がん

Thyroid cancer

🐾 主な症状と治療法 ....

　甲状腺の一部に腫瘍ができるもののうち、悪性の腫瘍を甲状腺がんとよぶ。しこり以外の症状はほとんどなく、まれに、違和感、呼吸困難感、嗄声、誤嚥、圧迫感、痛み、血痰などの症状が出る。若年時（特に小児期）の放射線被爆などが危険因子となる。手術や化学療法、放射線療法などが行われる。

　［237頁 表3. 抗がん剤 参照］

🐾 治療に使われる主な薬と使い方 ....

化学療法の代表的レジメン

🧄 レンバチニブ療法

» **一般名** レンバチニブ

商品名 レンビマ カ

用法用量 1日1回24mg　内服

特徴 放射性ヨウ素治療歴のある患者に使用

🧄 ソラフェニブ療法

» **一般名** ソラフェニブ

商品名 ネクサバール 錠

用法用量 1回400mg　1日2回　内服

特徴 放射性ヨウ素治療歴のある患者に使用

🍒 バンデタニブ療法

» **一般名** バンデタニブ ／ **商品名** カプレルサ 錠

用法用量 1日1回300mg　内服

🍒 TSH抑制療法

» **一般名** レボチロキシンナトリウム

商品名 チラーヂンS 錠

用法用量 1日1回25-400μg　内服

特徴 甲状腺がんの中でも分化がんはTSH依存性である。
TSH0.1mU/L以下を目標にする

看護&観察のポイント

» ソラフェニブやレンバチニブ、バンデタニブでは手足症候群
や高血圧、出血傾向に注意

» バンデタニブはQT延長などの心機能障害に注意

» レンバチニブは甲状腺機能障害に注意

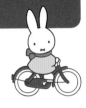

腎細胞がん
Renal cell carcinoma

🐾 主な症状と治療法

　腎実質部位に発生するがんであり、淡明細胞型腎細胞がんが最も多い組織型である。喫煙や肥満、慢性透析などが危険因子である。無症状のことが多いが、進行すると血尿や発熱、腹部腫瘤などが発生する。手術や分子標的薬を中心とした化学療法などが行われる。
[273頁 表3. 抗がん剤 参照]

🐾 治療に使われる主な薬と使い方

化学療法の代表的レジメン

🍒 **ソラフェニブ療法**：進行再発

» **一般名** ソラフェニブ／**商品名** ネクサバール 錠
用法用量 1回400mg　1日2回　内服

🍒 **スニチニブ療法**：進行再発

» **一般名** スニチニブ／**商品名** スーテント カ
用法用量 1日1回50mg　内服　day1-28　6週毎

🍒 **カボザンチニブ療法**：進行再発

» **一般名** カボザンチニブ／**商品名** カボメティクス 錠
用法用量 1日1回60mg　内服　空腹時

🍒 **パゾパニブ療法**：進行再発

» **一般名** パゾパニブ／**商品名** ヴォトリエント 錠
用法用量 1日1回800mg　内服　空腹時

🍒 ペムブロリズマブ＋アキシチニブ療法：進行再発

一般名／用法用量

- » ① **ペムブロリズマブ**／1回200mg　点滴30分　day1　3週毎
- » ② **アキシチニブ**／1回5mg　1日2回　連日内服／**商品名** インタライタ 錠

🍒 アベルマブ＋アキシチニブ療法：進行再発

一般名／用法用量

- » ① **アベルマブ**／1回10mg/kg　点滴60分　day1　2週毎
  ／**商品名** バベンチオ 注
- » ② **アキシチニブ**／1回5mg　1日2回　連日内服

🍒 ニボルマブ＋イピリブマブ療法：進行再発

一般名／用法用量

- » ① **ニボルマブ**／1回240mg　点滴30分　day1　4週毎
- » ② **イピリブマブ**／1回1mg/kg　点滴30分　day1　4週毎
  4回、5回目以降はニボルマブ単剤で2週毎に繰り返す（1回
  240mg　点滴30分　day1　2週毎）／**商品名** ヤーボイ 注

🍒 テムシロリムス療法：進行再発

- » **一般名** テムシロリムス
  用法用量 1回25mg　点滴60分　day1　1週毎

看護＆観察のポイント

- » ペムブロリズマブ、アベルマブ、ニボルマブ、イピリブマブでは免疫関連有害事象に注意
- » テムシロリムスはB型肝炎キャリアでは再活性化に注意
- » テムシロリムスは口内炎や間質性肺炎の発現に注意

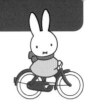

がん

前立腺がん
Prostate cancer

🐾 主な症状と治療法

　日本人男性における罹患率1位のがんである。加齢や家族性など
が発症の因子と報告されている。尿閉や血尿などの症状の他に、
進行すると骨転移が多いがん種でもあることから痛みを契機に発見
されることも多い。病期により手術や放射線療法、ホルモン療法や
化学療法が行われる。[237頁 表3. 抗がん剤 参照]

🐾 治療に使われる主な薬と使い方

内分泌療法
🍒 LH-RHアゴニスト療法
» **一般名** リュープロレリン酢酸塩／**商品名** リュープリン 注
　用法用量 1回3.75mgの場合：4週毎
　　　　　　11.25mgの場合：12週毎
　　　　　　22.5mgの場合：24週毎　皮下注

🍒 LH-RHアンタゴニスト療法
» **一般名** デガレリクス酢酸塩／**商品名** ゴナックス 注
　用法用量 導入：1回240mg（120mgずつ2ヶ所に）皮下注
　　　　　　維持：〈導入4週後〉1回量が80mgの場合は4週毎
　　　　　　480mgの場合は12週毎

🍒 ビカルタミド療法（抗アンドロゲン薬）
» **一般名** ビカルタミド／**商品名** カソデックス 錠
　用法用量 1回80mg　1日1回内服

🍒 ENZ療法（抗アンドロゲン薬）

» **一般名** エンザルタミド（ENZ）／ **商品名** イクスタンジ 錠
　用法用量 1回160mg　内服

🍒ABI+PSL療法（CYP17阻害薬）

　一般名／**商品名**／**用法用量**

» ① **アビラテロン**（ABI）／ザイティガ 錠／1日1回1,000mg
　内服　空腹時
» ② **プレドニゾロン**（PSL）／プレドニン 錠／1回5mg　1日2回
　内服

化学療法の代表的レジメン

🍒DTX+PSL療法：内分泌療法後の再燃前立腺がん1次治療

　一般名／**用法用量**

» ① **ドセタキセル**／1回75mg/m^2　点滴60分　day1　3週毎
» ② **プレドニゾロン**／1回5mg　1日2回　連日内服

🍒CBZ+PSL療法：DTX療法後の2次治療

　一般名／**用法用量**

» ① **カバジタキセル**（CBZ）／1回25mg/m^2　点滴60分　day1
　3週毎／**商品名** ジェブタナ 注
» ② **プレドニゾロン**／1回5mg　1日2回　連日内服

看護&観察のポイント

» リュープロレリンではホットフラッシュなどが発現
» デガレリクスでは投与部位反応や硬結が高頻度で出現
» ドセタキセルやカバジタキセルでは好中球減少に要注意。特
　にカバジタキセルでは、好中球減少予防として PEG-G-CSF
　（**商品名** ジーラスタ 注 （皮下注））を使用することがある
» カバジタキセルはアルコールが含まれるため、アルコールに
　過敏な患者には注意が必要

用語の説明 ホットフラッシュ➡ほてりやのぼせなどの更年期症状　　**057**

尿路上皮がん
Urothelial carcinoma

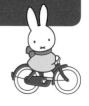

🐾 主な症状と治療法

　腎盂、尿管、膀胱、尿道を覆う尿路上皮に発生する腫瘍の総称で、膀胱がんが最も多い。喫煙が危険因子とされている。初期症状は血尿や頻尿、排尿痛などが主である。病期により手術や放射線療法や化学療法が行われる。膀胱がんでは経尿道切除術や抗がん剤の膀胱内注入も行われる。[237頁 表3. 抗がん剤 参照]

🐾 治療に使われる主な薬と使い方

膀胱内注入

🍒**BCG膀胱内注入療法**：表在性腫瘍再発予防治療

» 　**一般名** 乾燥BCG／**商品名** イムノブラダー膀注用

　用法用量 1回81mg　膀胱内注入　1週毎　計6回

　特徴 免疫抑制剤の併用はBCG感染のリスクから禁忌である。薬剤注入後2時間程度は排尿を我慢する必要がある。注入後の最初の尿はBCG感染に注意しながら10%次亜塩素酸ナトリウム液で不活化させる

化学療法の代表的レジメン

🍒**GC療法**：術前補助化学療法、切除不能1次治療

　一般名／**用法用量**

» ① **シスプラチン**／1回70mg/m^2　点滴120分　day1　4週毎

» ② **ゲムシタビン**／1回1,000mg/m^2　点滴30分　day1,8,15
4週毎

🍒**GCarbo療法**：進行再発1次治療、腎機能低下時など

- » ① **カルボプラチン**／AUC5　点滴60分　day1　4週毎
- » ② **ゲムシタビン**／1回1,000mg/m^2 点滴30分 day1,8,15 4週毎
  ／ **特徴** 腎障害などでシスプラチンが使えない時などに使用

TIN療法：進行再発2次治療

　一般名　／　**用法用量**

- » ① **パクリタキセル**／1回175mg/m^2　点滴180分　day1
  4週毎／ **特徴** 適応外使用で保険償還となっている
- » ② **イホスファミド**／1回1,500mg/m^2　点滴60分　day1-3
  4週毎
- » ③ **ネダプラチン**／1回70mg/m^2　点滴30分　day1　2週毎
  ／ **商品名** アクプラ 注

ペムブロリズマブ療法：進行再発2次治療

- » **一般名** ペムブロリズマブ
  用法用量 1回200mg　点滴30分　day1　3週毎

看護&観察のポイント

- » シスプラチンは腎障害予防のため輸液投与を行うが、尿量や
  浮腫、体重変化などにも注意する
- » シスプラチンは高度催吐リスクであり悪心・嘔吐に注意
- » パクリタキセルはアルコールが含まれるため、アルコールに
  過敏な患者には注意が必要
- » パクリタキセルはアレルギー発現予防で、抗アレルギー薬な
  どを使用するため自動車運転には注意が必要
- » パクリタキセル、ニボルマブ、ペムブロリズマブではインライ
  ンフィルターが必要になる
- » イホスファミドでは出血性膀胱炎に注意が必要で、予防とし
  てウロミテキサン（泌尿器系障害発現抑制薬）を用いる

急性骨髄性白血病

Acute myeloid leukemia（AML）

主な症状と治療法

　急性骨髄性白血病は骨髄における造血過程で細胞の分化が停止し、未分化の細胞が無秩序に増殖する疾患である。正常な血球の産生ができなくなるため、貧血や出血、感染症などを伴う。主に化学療法が行われる。寛解導入療法と再発予防を目的とした寛解後療法（地固め療法）に分けられる。[237頁 表3. 抗がん剤 参照]

治療に使われる主な薬と使い方

化学療法の代表的レジメン：寛解導入療法

IDR+Ara-C療法

一般名／商品名／用法用量

» ① **イダルビシン**（**IDR**）／イダマイシン 注／1回12mg/m^2　点滴30分　day1-3

» ② **シタラビン**（**Ara-C**）／キロサイド 注／1回100mg/m^2　点滴24時間　day1-7

DNR+Ara-C療法

一般名／用法用量

» ① **ダウノルビシン**（**DNR**）／1回50mg/m^2　点滴30分　day1-5／**商品名** ダウノマイシン 注

» ② **シタラビン**／1回100mg/m^2　点滴24時間　day1-7

化学療法の代表的レジメン：寛解後療法（地固め療法）

特徴 MA → DA → AA → A triple V の順に治療を行う

🍒MIT+Ara-C療法 （MA）

一般名 / **用法用量**

» ① ミトキサントロン （MIT）／1回7mg/m^2　点滴30分　day1-3／**商品名** ノバントロン 注

» ② シタラビン／1回200mg/m^2　点滴24時間　day1-5

🍒DNR+Ara-C療法 （DA）

一般名 / **用法用量**

» ① ダウノルビシン／1回50mg/m^2　点滴30分　day1-3

» ② シタラビン／1回200mg/m^2　点滴24時間　day1-5

🍒ACR+Ara-C療法 （AA）

一般名 / **用法用量**

» ① アクラルビシン （ACR）／1回20mg/m^2　点滴30分　day1-5／**商品名** アクラシノン 注

» ② シタラビン／1回200mg/m^2　点滴24時間　day1-5

🍒ACR+Ara-C療法 （A triple V）

一般名 / **用法用量**

» ① シタラビン／1回200mg/m^2　点滴24時間　day1-5

» ② エトポシド／1回100mg/m^2　点滴60分　day1-5

» ③ ビンクリスチン／1回0.8mg/m^2 静注 day8　1回2mgまで

» ④ ビンデシン／1回2mg/m^2　静注　day10／**商品名** フィルデシン 注

🍒GO療法：CD33陽性

» **一般名** ゲムツズマブオゾガマイシン （GO）／**商品名** マイロターグ 注
　用法用量 1回9mg/m^2　点滴2時間　day1,15　2回まで

看護&観察のポイント

» 大量に抗がん薬を投与するため、特に感染症に注意

2

疾患とその薬　がん

慢性骨髄性白血病
Chronic myeloid leukemia（CML）

🐾 主な症状と治療法

　慢性骨髄性白血病は骨髄の過形成であり、未分化の細胞の増殖は認められないため正常な血球の産生は行われる。白血球増加や脾腫による腹部膨満感、発熱、盗汗（寝汗）、体重減少などが認められる。主に化学療法が行われる。唯一の根治治療である造血幹細胞移植の他、分子標的薬が用いられる。慢性期、移行期などで治療が異なる。

　［237頁 表3. 抗がん剤 参照］

🐾 治療に使われる主な薬と使い方

化学療法の代表的レジメン

🍒 **イマチニブ療法**
» **一般名 イマチニブ**
商品名 グリベック 錠
用法用量
慢性期：1日1回400mg　内服
急性・移行期：1日1回600mg　内服
急性・移行期：1回400mg　1日2回内服

🍒 **ニロチニブ療法**
» **一般名 ニロチニブ**
商品名 タシグナ カ
用法用量
慢性期：1回300mg　1日2回内服
移行期：1回400mg　1日2回内服

🍒 ダサチニブ療法
» **一般名** ダサチニブ
商品名 スプリセル 錠

用法用量

慢性期：1日1回100mg　内服

移行期：1日1回140mg　内服

移行期：1回70mg　1日2回内服

🍒 ボスチニブ療法
» **一般名** ボスチニブ
商品名 ボシュリフ 錠

用法用量 慢性期・移行期：1日1回500mg　内服

🍒 ポナチニブ療法：前治療抵抗性時
» **一般名** ポナチニブ
商品名 アイクルシグ 錠

用法用量 慢性期・移行期：1日1回45mg　内服

看護&観察のポイント

» 各薬剤とも妊婦に禁忌のため注意

» イマチニブは肝障害に注意

» ニロチニブは肝障害やQT延長に注意

» ダサチニブは体液貯留や高血圧に注意

» ボスチニブは肝障害や体液貯留に注意

» ポナチニブは心不全、不整脈、体液貯留、高血圧、静脈血栓
症などに注意

急性リンパ性白血病
Acute lymphoblastic leukemia （ALL）

🐾 主な症状と治療法

　急性リンパ性白血病は急性白血病の20%程度を占める。急性骨髄性白血病同様に、造血過程で細胞の分化が停止し、未分化の細胞が無秩序に増殖する疾患である。貧血や出血の他にリンパ節腫脹なども発現する。主に化学療法が行われる。寛解導入療法と再発予防を目的とした寛解後療法（地固め療法）に分けられる。

　［237頁表3. 抗がん剤 参照］

🐾 治療に使われる主な薬と使い方

化学療法の代表的レジメン：Ph陽性例

（特徴）導入化学療法後、地固め療法、維持療法へと移行。
地固め療法はC1とC2を交互に4コースずつ施行。
維持療法は寛解到達後2年間継続。
ビンクリスチンの最大投与量は1回2mgまでである

🍒 寛解導入療法 （ALL208）

　（一般名）／（用法用量）

» ① **シクロホスファミド**／1回1,200mg/m^2　点滴3時間　day1
» ② **ダウノルビシン**／1回60mg/m^2　点滴1時間　day1-3
» ③ **ビンクリスチン**／1回1.3mg/m^2　静注　day1,8,15,22
» ④ **プレドニゾロン**／1回60mg/m^2　内服　day1-21
» ⑤ **イマチニブ**／1回600mg/body　内服　day8-42
» ⑥ **メトトレキサート**／1回15mg
» ⑦ **シタラビン**／1回40mg
» ⑧ **デキサメタゾン**／1回4mg　髄注　day29

🍒 地固め療法 （ALL208　C1） 4週毎

一般名 / **用法用量**

- » ① **メトトレキサート** / 1回1,000mg/m² 点滴24時間 day1
- » ② **シタラビン** / 1回1,000mg/m² 1日2回 点滴3時間 day2,3
- » ③ **メチルプレドニゾロン** / 1回50mg 1日2回 点滴1時間 day1-3
- » ④ **イマチニブ** / 600mg/body 内服 day4-21
- » ⑤ [寛解導入療法⑥ 参照] / 髄注 day1

🍒 地固め療法 (ALL208 C2) 4週毎

一般名 / **用法用量**

- » ① **シクロホスファミド** / 1回1,200mg/m² 点滴3時間 day1
- » ② **ダウノルビシン** / 1回60mg/m² 点滴1時間 day1
- » ③ **ビンクリスチン** / 1回1.3mg/m² 静注 day1
- » ④ **プレドニゾロン** / 1回60mg/m² 内服 day1-7
- » ⑤ **イマチニブ** / 1回600mg/body 内服 day2-21
- » ⑥ [寛解導入療法⑥ 参照] / 髄注 day1

🍒 維持療法 (ALL208)

一般名 / **用法用量**

- » ① **ビンクリスチン** / 1回1.3mg/m² 静注 day1
- » ② **プレドニゾロン** / 1回60mg/m² 内服 day1-5
- » ③ **イマチニブ** / 1回600mg/body 内服 day1-28

🍒 ダサチニブ療法：Ph陽性、再発難治例

- » **一般名** ダサチニブ / **商品名** スプリセル 錠
  用法用量 1回70mg 1日2回 内服 1回90mgまで増量可

🍒 ポナチニブ療法：Ph陽性、再発難治例

- » **一般名** ポナチニブ / **商品名** アイクルシグ 錠
  用法用量 1日1回45mg 内服

看護&観察のポイント

- » 大量に抗がん薬を投与するため特に感染症に注意

慢性リンパ性白血病

Chronic lymphoblastic leukemia（CLL）

主な症状と治療法

　慢性リンパ性白血病はB細胞が腫瘍化したものである。無自覚であることが多いが進行すると無痛のリンパ節腫脹などが認められる。欧米では最も頻度の高い白血病だが、日本ではあまり多くはない。造血幹細胞移植や分子標的薬を中心とした薬物療法が行われる。［237頁 表3. 抗がん剤 参照］

治療に使われる主な薬と使い方

化学療法の代表的レジメン

FCR療法

　一般名／用法用量
» ① **シクロホスファミド**／1回250mg/m² 点滴60分
　 day2-4 4週毎
» ② **フルダラビン**／1回25mg/m² 点滴30分 day2-4 4週毎
» ③ **リツキシマブ**／1回375mg/m² 点滴 day1 4週毎

ベンダムスチン療法

» 一般名 **ベンダムスチン**
　用法用量 1回200mg/m² 点滴60分 day1-2 4週毎

アレムツズマブ療法

» 一般名 **アレムツズマブ**
　商品名 マブキャンパス 注
　用法用量 1回3mg/body 点滴120分 連日
　　　　　 1回10mg/body 点滴120分 連日

1回30mg/body 点滴120分 day1,3,5 7日毎

特徴 3mg投与でGrade3以上のインフュージョンリアクションなければ10mgへ増量。

10mg投与でGrade3以上のインフュージョンリアクションなければ30mgへ増量。

合計で12週間までとする

オファツムマブ療法

» **一般名** オファツムマブ

商品名 アーゼラ 注

用法用量 1回目：1回300mg/body 点滴 day1

2-8回目：1回2,000mg/body 点滴 day15-49 7日毎

9-12回目：1回2,000mg/body 点滴 day56以降 4週毎

イブルチニブ療法

» **一般名** イブルチニブ

商品名 イムブルビカ 力

用法用量 1日1回420mg 内服

看護&観察のポイント

» リツキシマブやアレムツズマブ、オファツムマブは点滴時のインフュージョンリアクションに注意が必要である。レジメンで規定されている投与速度に従って投与する

悪性リンパ腫
Malignant lymphoma

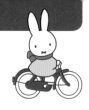

🐾 主な症状と治療法

　悪性リンパ腫とは、リンパ球（B細胞、T細胞、NK細胞）に由来する悪性腫瘍の総称。非ホジキンリンパ腫（NHL）とホジキンリンパ腫（HL）に大別され日本人では約90%がNHLである。リンパ節腫脹や体重減少、寝汗、発熱などが主な症状である。危険因子は不明で、主な治療は放射線や化学療法である。[237頁 表3. 抗がん剤 参照]

🐾 治療に使われる主な薬と使い方

化学療法の代表的レジメン

🍒 **R-CHOP療法**：びまん性大細胞型B細胞リンパ腫など

　一般名 ／ **用法用量**

- » ① **リツキシマブ** ／ 1回375mg/m² 点滴 day1 4週毎
- » ② **シクロホスファミド** ／ 1回750mg/m² 点滴2時間 day1 4週毎
- » ③ **ドキソルビシン** ／ 1回50mg/m² 点滴30分 day1 4週毎
- » ④ **ビンクリスチン** ／ 1回1.4mg/m² 静注 day1 4週毎
- » ⑤ **プレドニゾロン** ／ 1日100mg 経口 day1-5 4週毎

　特徴 ビンクリスチンの最大投与量は1回量2mg

🍒 **リツキシマブ療法**：びまん性大細胞型B細胞リンパ腫など

- » **一般名** **リツキシマブ** ／ **用法用量** 1回375mg/m² 点滴

　特徴 レジメンによって投与間隔などは異なるので注意

🍒 **GB療法**：濾胞性リンパ腫

» ① **オビヌツズマブ**（G）／ガザイバ 注／1回1,000mg/m²
点滴　4週毎　1コース目はday1,8,15,以降day1

» ② **ベンダムスチン**（BEN）／トレアキシン 注／1回90mg/m2
点滴60分　day2,3　4週毎

特徴 ①のかわりにリツキシマブも使用可

ABVD療法：ホジキンリンパ腫

一般名／用法用量

» ① **ドキソルビシン**／1回25mg/m²　点滴30分　day1,15　4週毎
» ② **ブレオマイシン**／1回10mg/m²　点滴30分　day1,15　4週毎
» ③ **ビンブラスチン**／1回6mg/m²　点滴全開　day1,15　4週毎
» ④ **ダカルバジン**／1回375mg/m²　点滴30分　day1,15　4週毎

特徴 ブレオマイシン15mg/m²、ビンブラスチン6mg/m²が最
大投与量

プララトレキサート療法：末梢T細胞リンパ腫

» **一般名** プララトレキサート／**商品名** ジフォルタ 注

用法用量 1回30mg/m²　静注5分　day1,8,15,22,29,36　7週毎

看護&観察のポイント

» 多くの治療で悪心などや好中球減少の頻度が高いので、有害
事象対策をしっかりと行う

» リツキシマブやオビヌツズマブは点滴時のインフュージョン
リアクションに注意が必要である。原則、徐々に投与速度を
上げていくのでレジメンの速度に注意する

» ダカルバジンは光や熱により分解されやすく、分解物が血管
痛を引き起こすため、投与中も遮光を行う

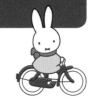

多発性骨髄腫
Multiple Myeloma

🐾 主な症状と治療法 ·············

　多発性骨髄腫は、骨髄で作られる形質細胞のがんである。形質細胞とは免疫を担う抗体を作るが、異常な抗体（Mタンパク）が産生され続ける病気である。骨痛や腎障害、高Ca血症などが主な症状として挙げられる。全身化学療法や移植などが施行される。近年多くの薬剤が開発され、治療が多岐にわたってきている。

　［237頁 表3. 抗がん剤 参照］

🐾 治療に使われる主な薬と使い方 ·············

化学療法の代表的レジメン

🍒**BD療法**：初発・再発難治性多発性骨髄腫

　一般名／**用法用量**

» ① **ボルテゾミブ**／1日1.3mg/m² 皮下注 day1,4,8,11
　3週毎

» ② **デキサメタゾン**／1日40mg 内服 day1-4,9-12 3週毎
　（3コース目からはday1-4のみ）

🍒**BLd療法**：初発・再発難治性多発性骨髄腫

　一般名／**用法用量**

» ① **ボルテゾミブ**／1日1.3mg/m² 皮下注 day1,4,8,11
　3週毎

» ② **デキサメタゾン**／1日20mg 内服 day1,2,4,5,8,9,11,12

» ③ **レナリドミド**／1日25mg 内服 day1-14 3週毎

🍡 DMPB療法：初発多発性骨髄腫

一般名 ╱ 用法用量

- » ① **ダラツムマブ**／1回16mg/kg　点滴（1コース目：day1,8,15,22,29,36　2-9コース目：day1,22　10コース目以降：day1）
- » ② **メルファラン**／1回9mg/m²　点滴　day1-4
- » ③ **プレドニゾロン**／1日60mg　点滴　day2-4
- » ④ **ボルテゾミブ**／1回1.3mg/m²　皮下注（1コース目：day1,4,8,11,22,25,29,32　2コース目以降：day1,8,22,29）

特徴 6週毎（10コース目以降は4週毎）

🍡 KRd療法：再発難治性多発性骨髄腫

一般名 ╱ 用法用量

- » ① **カルフィルゾミブ**／1回27mg/m²　点滴　day1,2,8,9,15,16　4週毎（1コース目day1,2は20mg/m²）
- » ② **デキサメタゾン**／1日40mg　内服　day1,8,15,22　4週毎
- » ③ **レナリドミド**／1日25mg　内服　day1-21　4週毎

🍡 IRd療法：再発難治性多発性骨髄腫

一般名 ╱ 用法用量

- » ① **イキサゾミブ**／1回4mg/m²　内服　day1,8,15　4週毎
- » ② **デキサメタゾン**／1日40mg　内服　day1,8,15,22　4週毎
- » ③ **レナリドミド**／1日25mg　内服　day1-21　4週毎

看護&観察のポイント

- » レナリドミドは催奇形性のため、男女ともに避妊が必要になるので注意する
- » ダラツムマブはインフュージョンリアクションのため速度管理が重要になるので注意する

発熱性好中球減少症

Febrile neutropenia（FN）

主な症状と治療法

「好中球減少患者が発熱している」状態をいう。好中球数が500/μL未満もしくは現在は500/μL以上1000/μL未満であるが48時間以内に500/μL未満になりそうで、体温（腋下）が37.5℃以上の状態と定義される。好中球減少は主に細胞障害性抗がん剤や放射線療法による骨髄抑制が原因。炎症所見が軽微で典型的な症状や身体所見が欠如していることがあるが、感染症によるFNでは急速に進行する重症感染症に注意が必要。

MASCC（Multinational Association of Supportive Care in Cancer）スコアやCISNE（Clinical Index of Stable Febrile Neutropenia）スコアを利用してリスク評価を行い、低リスクで一定の条件を満たせば外来での経口抗菌薬治療も選択される。高リスクは入院で抗緑膿菌活性のある広域抗菌薬の静脈投与を速やかに開始する。

治療に使われる主な薬と使い方

低リスク：下記の①＋③あるいは②＋③の併用を行う

一般名 ／ 商品名 ／ 用法用量 ／ 特徴 ／ 副作用

» ① **シプロフロキサシン** ／ シプロキサン 錠 ／ 1回200mg　1日3回。あるいは1回400mg　1日2回／グラム陽性菌に対する抗菌活性は弱いため単剤は推奨されない／下痢、腹部不快感、嘔気、食欲不振

» ② **レボフロキサシン** ／ クラビット 錠 ／ 1日1回500mg／グラム陽性菌に対する抗菌活性あり／下痢、腹部不快感、嘔気、

食欲不振
- » ③ **アモキシシリン・クラブラン酸**／オーグメンチン 錠／1回 250mg・125mgを1日3-4回／クラブラン酸の配合比が海外 より多い（海外は4:1、日本は2:1）／下痢、発疹、AST/ALT上昇

高リスク：抗緑膿菌作用があるβラクタム薬単剤を投与する

一般名 **商品名** **用法用量** **特徴** **副作用**

- » ① **セフェピム**／マキシピーム 注／1回2g　1日2回／嫌気性 菌に対する抗菌活性なし／下痢、発疹、AST/ALT上昇、脳症
- » ② **タゾバクタム・ピペラシリン**／ゾシン 注／1回4.5g　1日4 回／緑膿菌などのグラム陰性桿菌から嫌気性菌まで幅広くカ バー／下痢、発疹、AST/ALT上昇
- » ③ **メロペネム**／メロペン 注／1回1g　1日3回／緑膿菌など のグラム陰性桿菌から嫌気性菌まで幅広くカバー／下痢、発 疹、AST/ALT上昇

  ［234頁 表1. 抗菌薬 参照］（原因菌が判明した時に用いる主な抗菌 薬。薬剤感受性試験の結果をもとに抗菌薬を変更する）

看護&観察のポイント

- » 自覚症状（咳嗽など呼吸器症状、腹痛・悪心嘔吐などの消化器症状）の 有無を確認する
- » 中心静脈カテーテル、尿道カテーテルなどのデバイス留置の 有無を確認する
- » 感染症予防のために手指衛生、口腔ケア、身体の清潔保持 食品衛生などを指導する
- » ［098頁「市中肺炎」、100頁「院内肺炎」参照］

2

疾患とその薬　がん

脳腫瘍（神経膠腫）

Central nervous system tumors（Glioma）

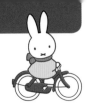

主な症状と治療法

　脳腫瘍は転移性脳腫瘍と原発性脳腫瘍に大別される。この項では原発性脳腫瘍の中でも頻度の高い神経膠腫（Glioma）について述べる。脳腫瘍の場合、発生した部位によって症状が異なってくる。危険因子は今のところ明確なものはない。手術、放射線、化学療法が行われる。[237頁 表3. 抗がん剤 参照]

治療に使われる主な薬と使い方

化学療法の代表的レジメン

🍒**TMZ＋BEY＋放射線療法**：初発導入療法

一般名 ／ **用法用量**

» ① 放射線／60Gy/30回　6週

» ② テモゾロミド（TMZ）／1日1回75mg/m² 内服　day1-42
空腹時　**商品名** テモダール 囧

» ③ベバシズマブ／1回10mg/kg　点滴30-90分
day1,15,29,42
特徴 術後4-7週以内に開始する。

特徴 〈②③共通〉原則、最終投与日は放射線治療の最終日となるように調整。放射線の日程によりTMZは最大49日投与可

🍒**TMZ＋BEY＋放射線療法**：初発維持療法

一般名 ／ **用法用量**

» ① **テモゾロミド**

　〈1コース目〉1日1回150mg/m² 　内服　day1-5　4週毎

　〈2コース目以降〉1日1回200mg/m² 　内服　day1-5　4週毎

» ② **ベバシズマブ**／1回10mg/kg　点滴30-90分　day1,15

　4週毎

　特徴 導入療法から28日間休薬後に開始する。

　　　　経口のTMZは空腹時投与。

　　　　6コース終了後はBEV単剤へ

ベバシズマブ単剤：初発維持療法

» **一般名** ベバシズマブ

　用法用量 1回15mg/kg　点滴30-90分　day1　3週毎

　特徴 病勢進行まで継続する

ベバシズマブ単剤：進行・再発

» **一般名** ベバシズマブ

　用法用量 1回10mg/kg　点滴30-90分　day1　2週毎

看護&観察のポイント

» ベバシズマブは高血圧や尿蛋白に注意

» ベバシズマブによる脳出血が発現する可能性があり、てんか
　んや頭痛などの症状には注意

» 有害事象などでベバシズマブが使用できない場合はテモゾロ
　ミド単剤で治療を行う

» 神経膠腫の症状により内服などができない場合は、テモゾロ
　ミドは経口剤ではなく注射剤での治療を行う

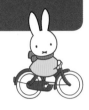

がん

頭頸部がん

Head and neck cancer

🌸 主な症状と治療法 ･････････････････

　頭頸部には様々な器官が集まっているため、発生部位によって分類される。主に口腔がん、咽頭がん、喉頭がん、鼻・副鼻腔がん、唾液腺がんなどがある。発生部位によって初期症状や危険因子は異なってくる。手術や放射線、化学放射線療法、化学療法が主な治療法となる。[237頁 表3. 抗がん剤 参照]

🌸 治療に使われる主な薬と使い方 ････････

化学療法の代表的レジメン

🍒 **CDDP＋放射線療法**

　一般名 ／ **用法用量**

　» ① **シスプラチン**／1回100mg/m^2　点滴120分　day1,22,43

　» ② **放射線**／66-70Gy/33-35回

🍒 **セツキシマブ＋放射線療法**

　一般名 ／ **用法用量**

　» ① **セツキシマブ**／〈初回〉1回400mg/m^2　点滴120分　day1
　　1週毎　〈2回目以降〉1回250mg/m^2　点滴60分　day1
　　1週毎

　» ② **放射線**／70Gy/33-35回

　特徴 セツキシマブは合計8コース施行

🍒 **FP＋セツキシマブ療法**

　一般名 ／ **用法用量**

» ① **フルオロウラシル**／1回1,000mg/m² 点滴24時間
day1-4 3週毎

» ② **シスプラチン**／1回100mg/m² 点滴120分 day1
3週毎

» ③ **セツキシマブ**／〈初回〉1回400mg/m² 点滴120分
〈2回目以降〉1回250mg/m² 点滴60分 day1,8,15 3週毎

NIV療法

» 一般名 **ニボルマブ**

用法用量 1回240mgの場合：点滴30分 day1 2週毎
1回480mgの場合：点滴30分 day1 4週毎

ペムブロリズマブ療法

» 一般名 **ペムブロリズマブ**

用法用量 1回200mgの場合：点滴30分 day1 3週毎
1回400mgの場合：点滴30分 day1 6週毎

PTX療法

» 一般名 **パクリタキセル**／用法用量 1回100mg/m² 点滴60分
day1,8,15,22,29,36 7週毎

看護&観察のポイント

» 免疫チェックポイント阻害薬が用いられるので、免疫関連有
害事象に注意

» 頭頸部がんでは口腔・咽頭付近に放射線療法を行うため、特
に口内炎の対策が必要となる

» セツキシマブは特に導入時にはインフュージョンリアクショ
ンに注意が必要である

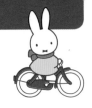

がん

骨肉腫
Osteosarcoma

🐾 主な症状と治療法

　悪性骨腫瘍には多くの種類があるが、骨肉腫が最も頻度が高く、特に10-20代での発症が多い。初期症状は腫瘍局所の運動痛や腫脹である。危険因子は遺伝要素や放射線、化学療法などとされている。一般的に手術や放射線、化学療法が行われるが、化学療法の感受性は小児では高いが、成人では低いとされている。

　[237頁 表3. 抗がん剤 参照]

🐾 治療に使われる主な薬と使い方

化学療法の代表的レジメン

MTX+ ロイコボリン救援療法 = M

一般名／用法用量

» ① メソトレキセート／1回800-1,200g/m^2　点滴4時間 day1　1週毎

» ② ホリナートカルシウム／1回15mg/body

　特徴 ホリナートカルシウムはメソトレキセート投与24時間後より6時間毎に計10回投与。TDMを行いながら施行する

AP療法 = AP

一般名／用法用量

» ① ドキソルビシン／1回30mg/m^2　点滴24時間　day1,2 3週毎

» ② シスプラチン／1回120mg/m^2　点滴24時間　day1 3週毎

DXR療法 = D

» **一般名** ドキソルビシン

用法用量 1回30mg/m² 点滴24時間 day1-3 3週毎

🍒 MAP療法

特徴 本邦で従来より施行されてきた標準療法である。現在ではこの治療方法に、大量IFMを追加・改変したNECO-95Jプロトコールなども適用されるが、本項ではMAP療法を紹介する。MAP療法とは下記にしめすM、AP、Dを組み合わせたレジメである。

術前：AP → M → M → AP → M → M (+ M × 2コース)

術後：AP (4週) → M → M → D → M → M → AP (4週) → M → M → D

看護&観察のポイント

» メントレキセートの有害事象軽減目的で、TDMを施行しながらロイコボリンを投与する

» メントレキセートの腎機能障害予防のため、ホリナートカルシウム投与以外に、尿のアルカリ化や補液、利尿の管理に注意

» ドキソルビシンの心毒性に注意

» シスプラチンは高度催吐リスクであり悪心・嘔吐に注意

悪性黒色腫
Malignant melanoma

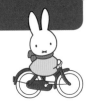

🌸 主な症状と治療法

　皮膚を構成する細胞からできるがんを皮膚腫瘍と呼び、悪性黒色腫は代表的な皮膚腫瘍の一つである。初期はほくろとの区別がつきにくく、発見が遅れることもある。白人など人種差があるといわれているが、過度な日光曝露や紫外線などが危険因子とされている。手術や全身化学療法が行われる。[237頁 表3. 抗がん剤 参照]

🌸 治療に使われる主な薬と使い方

化学療法の代表的レジメン

🍒 NIV療法
» **一般名** ニボルマブ
用法用量 1回240mg　点滴30分　day1　2週毎
特徴 術後補助の場合は12ヶ月まで。
　　　　1回480mgで4週毎の投与も可能である

🍒 ペムブロリズマブ療法
» **一般名** ペムブロリズマブ
用法用量 1回200mg　点滴30分　day1　3週毎
特徴 1回400mgで6週毎の投与も可能である

🍒 IPI+NIV療法
　一般名 ／**用法用量**
» ① **イピリムマブ**／1回3mg/kg　点滴90分　day1　3週毎
» ② **ニボルマブ**／1回80mg　点滴30分　day1　3週毎

特徴 4コース施行後はニボルマブ単剤療法で継続

🧅 ベムラフェニブ療法：BRAF遺伝子変異
» **一般名** ベムラフェニブ／**商品名** ゼルボラフ 錠
用法用量 1回960mg　1日2回　内服

🧅 ダブラフェニブ＋トラメチニブ療法：BRAF遺伝子変異
一般名 ／ **商品名** ／ **用法用量**
» ① **ダブラフェニブ**／タフィンラー 力／1回150mg　1日2回
　　内服　空腹時
» ② **トラメチニブ**／メキニスト 錠／1日1回2mg　内服　空腹時

🧅 エンコラフェニブ＋ビニメチニブ療法：BRAF遺伝子変異
一般名 ／ **商品名** ／ **用法用量**
» ① **エンコラフェニブ**／ビラフトビ 力／1日1回450mg　内服
» ② **ビニメチニブ**／メクトビ 錠／1回45mg　1日2回　内服

🧅 DTLC療法
» **一般名** ダカルバジン
用法用量 1回1,000mg/m^2　点滴60分　day1　4週毎

看護&観察のポイント
» 免疫チェックポイント阻害薬が広く用いられるので、免疫関連有害事象に注意する。特に免疫チェックポイント阻害薬の併用療法では発現率が増加するといわれているので注意
» ダカルバジンは光や熱により分解されやすく、分解物が血管痛を引き起こすため、投与中も遮光するなど光に対する対策を行う

用語の説明 BRAF➡細胞増殖の指令の伝達に関わる遺伝子

子宮頸がん
Cervical cancer

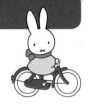

🐾 主な症状と治療法

　子宮頸部に発生するがんで、子宮内膜がん［084頁参照］とは区別される。若年者の罹患が多い。性交などによるHPV感染が発症に起因し、本邦でもワクチン療法が承認されている。不正出血や腟内分泌物の異常、下腹部痛などが主な症状である。病期により手術や放射線療法や化学療法が行われる。妊孕性温存なども考慮する。［237頁 表3. 抗がん剤 参照］

🐾 治療に使われる主な薬と使い方

化学療法の代表的レジメン

🧄 **weeklyCDDP療法**：放射線併用化学療法
　» **一般名 シスプラチン**
　　用法用量 1回40mg/m² 点滴60分 day1 1週毎 6コース

🧄 **TP療法**：進行再発1次治療
　一般名／用法用量
　» ① **パクリタキセル**／1回175mg/m² 点滴24時間 day1
　　3週毎
　» ② **シスプラチン**／1回50mg/m² 点滴60分 day2 3週毎

🧄 **TP+BV療法**：進行再発1次治療
　一般名／用法用量
　» ① **パクリタキセル**／1回175mg/m² 点滴24時間 day1
　　3週毎

» ② **ベバシズマブ**／1回15mg/kg　点滴30-90分　day1
3週毎

» ③ **シスプラチン**／1回50mg/m²　点滴60分　day2　3週毎

🍒 TC療法：進行再発1次治療

一般名／**用法用量**

» ① **パクリタキセル**／1回175mg/m²　点滴3時間　day1
3週毎

» ② **カルボプラチン**／AUC5-6　点滴60分　day1　3週毎

🍒 weeklyCPT-11療法：進行再発2次治療

» **一般名** イリノテカン

用法用量 1回100mg/m²　点滴2時間　day1,8,15　3週毎

看護&観察のポイント

» シスプラチンは腎障害予防のため輸液投与を行うが、尿量や
浮腫、体重変化などにも注意する

» シスプラチンは高度催吐リスクであり悪心・嘔吐に注意

» パクリタキセルはアルコールが含まれるため、アルコールに
過敏な患者には注意が必要

» パクリタキセルはアレルギー発現予防で、抗アレルギー薬な
どを使用するため自動車運転には注意が必要

» パクリタキセルではインラインフィルターが必要になる

» ベバシズマブは高血圧や尿蛋白に注意

子宮内膜がん（子宮体がん）
Endometrial cancer

🐾 主な症状と治療法 ……………………………

　子宮腔側の上皮組織である子宮内膜に発生するがんで、子宮頸がん［082頁参照］とは区別される。エストロゲン過剰や肥満、月経期間の他、乳がん治療薬タモキシフェン［091頁参照］も危険因子である。不正出血が初期症状として発現するため、比較的発見が早い。病期により手術や化学療法が行われる。妊孕性温存なども考慮する。［237頁 表3. 抗がん剤 参照］

🐾 治療に使われる主な薬と使い方 ……………………

化学療法の代表的レジメン

🍒 **AP療法**：術後補助化学療法、進行再発1次治療

　一般名 ／ **用法用量**

　» ① **ドキソルビシン**／1回60mg/m² 点滴全開　day1　3週毎

　» ② **シスプラチン**／1回50mg/m² 点滴60分　day2　3週毎

🍒 **CDDP療法**：AP療法後

　» **一般名** **シスプラチン**

　用法用量 1回50mg/m² 点滴60分　day2　3週毎

　特徴 AP療法の後治療（ドキソルビシンの心毒性考慮）

🍒 **TC療法**：術後補助化学療法、進行再発1次治療

　一般名 ／ **用法用量**

　» ① **パクリタキセル**／1回175mg/m² 点滴3時間　day1
　3週毎

» ② **カルボプラチン**／AUC5-6　点滴60分　day1　3週毎

🍒**MPA療法**：進行再発2次治療
» **一般名** メドロキシプロゲステロン酢酸エステル
　商品名 ヒスロンH錠
　用法用量 1日1回200mg　内服

看護&観察のポイント

» シスプラチンは腎障害予防のため輸液投与を行うが、尿量や浮腫、体重変化などにも注意する
» シスプラチンは高度催吐リスクであり悪心・嘔吐に注意
» パクリタキセルはアルコールが含まれるため、アルコールに過敏な患者には注意が必要
» パクリタキセルはアレルギー発現予防で、抗アレルギー薬などを使用するため自動車運転には注意が必要
» パクリタキセルではインラインフィルターが必要になる
» ドキソルビシンは総投与量500mg/m^{2}を超えると心毒性の発現に繋がることから注意が必要

卵巣がん
Ovarian cancer

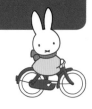

🐾 主な症状と治療法 ．．．．．．．．．．．．．．．．．

　卵巣から発生する腫瘍で、上皮性卵巣がんが90%を占める。卵管がんや原発不明腹膜がんは上皮性卵巣がんとして治療する。妊娠歴のないことや月経期間、家族歴などが危険因子となる。初期症状は乏しく、腹膜播種や後腹膜リンパ節転移による腹水などで発見されることが多い。病期により手術や化学療法が行われる。

　［237頁　表3. 抗がん剤 参照］

🐾 治療に使われる主な薬と使い方 ．．．．．．．．．

化学療法の代表的レジメン

🍒 **TC療法**：術前術後補助、プラチナ感受性再発治療

　一般名／用法用量

» ① **パクリタキセル**／1回180mg/m^2　点滴180分　day1　3週毎
» ② **カルボプラチン**／AUC5-6　点滴60分　day1　3週毎

🍒 **dose-dense wTC療法**：術後補助、プラチナ感受性再発治療

　一般名／用法用量

» ① **パクリタキセル**／1回80mg/m^2　点滴60分　day1,8,15　3週毎
» ② **カルボプラチン**／AUC6　点滴60分　day1　3週毎

🍒 **TC+BEV療法**：術後補助、プラチナ感受性再発治療

　一般名／用法用量

» ① **パクリタキセル**／1回175mg/m^2　点滴180分　day1　3週毎
» ② **カルボプラチン**／AUC5-6　点滴60分　day1　3週毎

　用語の説明　Dose-dense➡投与期間を短縮し治療強度を高める

» ③ **ベバシズマブ**／1回15mg/kg　点滴30-90分　day1　3週毎／**特徴** 原則6コースでその後は、BEV単剤による維持療法

🍒 DC療法：術後補助化学療法、プラチナ感受性再発治療
一般名 **用法用量**
» ① **ドセタキセル**／1回175mg/m^2　点滴60分　day1　3週毎
» ② **カルボプラチン**／AUC5　点滴60分　day1　3週毎

🍒 CBDCA+PLD療法：プラチナ感受性再発治療
一般名 **用法用量**
» ① **リポソーム化ドキソルビシン** (**PLD**)／1回30mg/m^2　点滴60分　day1　3週毎／**商品名** ドキシル 注
» ② **カルボプラチン**／AUC5　点滴60分　day1　3週毎

🍒 PLD療法：プラチナ抵抗性再発治療
» **一般名** PLD／**用法用量** 1回50mg/m^2　点滴60分　day1　3週毎

🍒 オラパリブ療法：プラチナ感受性再発治療
» **一般名** オラパリブ／**商品名** リムパーザ 錠
用法用量 1回300mg　1日2回　内服

看護&観察のポイント
» TC療法やDC療法は原則6コースとなる
» 卵巣がんの治療ではカルボプラチンがよく用いられるが蓄積性の過敏症が7コースを超えると発現しやすいので注意
» パクリタキセルはアルコールが含まれるため、アルコールに過敏な患者には注意が必要。また抗アレルギー薬を併用するため自動車運転には注意するよう指導
» ドキソルビシンは総投与量500mg/m^{2}で心毒性発現リスク上昇。累積投与量をチェック

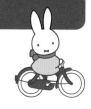

がん

乳がん
Breast cancer

主な症状と治療法

　乳腺、主に乳管から発生する腫瘍で男性でも発現する。エストロゲンや、月経期間、出産経験、肥満などの他に家族歴も危険因子となる。乳房腫瘤や疼痛などが主な症状である。治療は病期により手術や放射線療法、化学療法が行われる。生物学的・遺伝学的分類により薬物治療が選択される。

　化学療法は治癒または延命を目的に行われる。特に周術期化学療法（術前・術後補助療法）は治癒を目指すために重要な役割を担う。治療は乳がんのサブタイプ（ホルモン感受性、HER2過剰発現などによる分類）毎に選択されるが、病期Stageなどによっても異なる。進行再発治療も、基本的には周術期化学療法と一緒で、HER2とホルモンが陰性か陽性かで治療選択をしていく。

　[237頁 表3. 抗がん剤 参照]

治療に使われる主な薬と使い方

乳がんの薬物療法の系統とレジメンの例

A	アントラサイクリン系の治療：AC、EC
T	タキサン系の治療：DTX、PTX
H	抗HER2系の治療：HER、PER
内	内分泌療法：TAM、AI療法など

乳がんのサブタイプ毎に選択される主な治療方法と治療例

ホルモン陽性・HER2陽性の場合

　　殺細胞性抗がん剤 ± 抗HER2薬 ± ホルモン療法

　用語の説明　HER2➡乳がんなどで発生するがん遺伝子

$\boxed{\text{A}}$ (4回) → $\boxed{\text{T}}$ + $\boxed{\text{H}}$ (4回) → $\boxed{\text{H}}$ (合計1年) + $\boxed{\text{内}}$ (5-10年)

ホルモン陽性・HER2陰性の場合

殺細胞性抗がん剤 ± ホルモン療法

$\boxed{\text{A}}$ (4回) → $\boxed{\text{T}}$ (4回) + $\boxed{\text{内}}$ (5-10年)

ホルモン陰性・HER2陽性の場合

殺細胞性抗がん剤 ± 抗HER2薬

$\boxed{\text{A}}$ (4回) → $\boxed{\text{T}}$ + $\boxed{\text{H}}$ (4回) → $\boxed{\text{H}}$ (合計1年)

ホルモン陰性・HER2陰性の場合

殺細胞性抗がん剤

$\boxed{\text{A}}$ (4回) → $\boxed{\text{T}}$ (4回)

化学療法の代表的レジメン

🍒 EC療法:術前術後補助療法、進行再発

一般名 / 用法用量

» ① **エピルビシン**／1回90mg/m² 点滴全開 day1 3週毎
» ② **シクロホスファミド**／1回600mg/m² 点滴30分 day1 3週毎

🍒 AC療法:術前術後補助療法、進行再発

一般名 / 用法用量

» ① **ドキソルビシン**／1回60mg/m² 点滴全開 day1 3週毎
» ② **シクロホスファミド**／1回600mg/m² 点滴30分 day1 3週毎

🍒 TC療法:術後補助療法

一般名 / 用法用量

» ① **ドセタキセル**／1回75mg/m² 点滴60分 day1 3週毎
» ② **シクロホスファミド**／1回600mg/m² 点滴30分 day1 3週毎

🍒 PTX療法:術後補助療法

» **一般名 パクリタキセル**／**用法用量** 1回80mg/m2 点滴60分
day1 1週毎

特徴 術後補助化学療法として12コース

DTX療法：術後補助療法、進行再発

» **一般名** ドセタキセル／**用法用量** 1回75mg/m² 点滴60分
day1 3週毎

HER療法：HER2陽性での術後補助療法・進行再発

» **一般名** トラスツズマブ／**用法用量**〈初回〉1回8mg/kg、〈2回目
以降〉1回6mg/kg 点滴30-90分 day1 3週毎

HER+PER療法：HER2陽性での術後補助療法・進行再発

» ① **一般名** トラスツズマブ／[HER療法参照]

» ② **一般名** ペルツズマブ／**用法用量**〈初回〉1回840mg、〈2回目以降〉
1回420mg 点滴60分 day1 3週毎／**商品名** パージェタ 注

T-DM1療法：HER2陽性での術後補助療法・進行再発

» **一般名** トラスツズマブエムタンシン(T-DM1)／**商品名** カドサイラ 注
用法用量 1回3.6mg/kg 点滴30-90分 day1 3週毎

HAL療法：進行再発治療

» **一般名** エリブリン (HAL)／**商品名** ハラヴェン 注
用法用量 1回1.4mg/kg 点滴全開 day1,8 3週毎

BEV+PTX療法：進行再発

一般名 ／**用法用量**
» ① ベバシズマブ／1回10mg/kg 点滴30-90分 day1,15
4週毎
» ② パクリタキセル／1回80mg/kg 点滴60分 day1,8,15
4週毎

アテゾリズマブ+nab-PTX療法：進行再発、PD-L1陽性

一般名 ／**用法用量**
» ① アテゾリズマブ／1回840mg 点滴30-60分 day1,15 4週毎

» ② **nab-PTX**／1回100mg/m² 点滴30分 day1,8,15 4週毎

タモキシフェン療法：術後補助療法、進行再発
» **一般名** **タモキシフェン**（**TAM**）／**商品名** ノルバデックス 錠
用法用量 1日1回20mg 内服

アナストロゾール療法：術後補助療法、進行再発
» **一般名** **アナストロゾール**／**商品名** アリミデックス 錠
用法用量 1日1回1mg 内服

パルボシクリブ療法：進行再発
» **一般名** **パルボシクリブ**／**商品名** イブランス 錠
用法用量 1日1回125mg 内服 day1-21 4週毎

アベマシクリブ療法：進行再発
» **一般名** **アベマシクリブ**／**商品名** ベージニオ 錠
用法用量 1回150mg 1日2回 内服

フルベストラント療法：進行再発
» **一般名** **フルベストラント**／**商品名** フェソロデックス 注
用法用量 1回500mgを左右の臀部に250mgずつ筋注
day1,15,29 その後は4週毎

看護&観察のポイント

» アテゾリズマブ、パクリタキセル、ベバシズマブ、ドキソルビシンの注意点は他のがん種の項を参照
» 抗HER薬やドキソルビシンなどは心毒性に注意が必要で、定期的な心エコーなどが施行されているか確認
» HER2陽性乳がんでは原則抗HER薬単独やその他の薬剤を併用して治療にあたる

がん性疼痛
とう　つう

Cancer pain

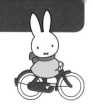

🐾 主な症状と治療法

　がん性疼痛とはがん患者に生じる痛みの総称で、がん自体（腫瘍の浸潤）が原因の痛み、がん治療に伴う痛み（術後痛、化学療法の神経障害に伴う疼痛等）、がんに関連した痛み（臥床に伴う腰痛、褥創など）、がん以外の疾患による痛み（脊椎症など）に分類される。治療薬には医療用麻薬を中心とした鎮痛剤が用いられる。［240頁 表4. がん性疼痛治療薬 参照］

🐾 治療に使われる主な薬と使い方

🍒 徐放性オピオイド：主に定時内服薬として使用する

一般名 ／ 商品名

» ① **モルヒネ**／MS コンチン 錠
» ② **オキシコドン**／オキシコンチン 錠
» ③ **ヒドロモルフォン**／ナルサス 錠
» ④ **フェンタニル**／フェントス 貼用
» ⑤ **メサドン**／メサペイン 錠

用法用量 〈①②共通〉適切量から開始　1日2回　内服　12時間毎
　　　　　　③適切量から開始　1日1回　内服　24時間毎
　　　　　　④1回0.5mgから開始　1日1回　貼付　24時間毎
　　　　　　⑤1回5mgから開始　1日3回　内服　8時間毎

特徴 ①-⑤の中から服薬回数や経口の可否を考えて選択

副作用 〈①-⑤共通〉悪心・嘔吐、便秘、眠気など
　　　　　⑤はQT延長、心室頻拍

🍒 速放性オピオイド：主にレスキュー薬として使用する

一般名 ／ 商品名

» ① **モルヒネ**／オプソ 内

» ② **オキシコドン**／オキノーム 散
» ③ **ヒドロモルフォン**／ナルラピド 錠
» ④ **フェンタニル**／アブストラル 舌下錠
用法用量〈①-③共通〉ベースの1/4-1/8で開始　疼痛時
　　　　④1回100μgより開始 1日4回まで 疼痛時
特徴 ①-④の中から患者のニーズに合わせた剤形を選択
副作用〈①-④共通〉悪心・嘔吐、便秘、眠気など

🔔注射用オピオイド：定時投与もレスキューも可能
一般名 ／ **商品名**
» ① **モルヒネ**／モルヒネ 注
» ② **オキシコドン**／オキファスト 注
» ③ **ヒドロモルフォン**／ナルベイン 注
» ④ **フェンタニル**／フェンタニル 注
用法用量〈①-④共通〉適切量より開始　指示量を静注　レス
　　　　キュー1回量は1時間量が目安
特徴〈①-④共通〉速度を適宜調節することで早急な疼痛緩和を
目指す
副作用〈①-④共通〉［速放性オピオイド参照］

🔔オピオイドによる便秘改善薬（オピオイド内服時のみ使用）
» **一般名** ナルデメジン／ **商品名** スインプロイク 錠
用法用量 1日1回0.2mg　内服
特徴 オピオイドによる便秘改善薬であり下剤とは異なる
副作用 腹痛、悪心、嘔吐など

看護&観察のポイント

» フェンタニル貼付薬は高温にて吸収が促進されるため、入浴
含め体温上昇の機会には十分注意する
» 患者がレスキュー希望時には迅速に対応する
» 眠気が強い場合は過量投与の可能性があるので注意する

抗がん剤有害対策
（支持療法） Supportive care

🐾 主な症状と治療法

　がん患者は、手術や化学療法・放射線療法などの治療中の副作用や治療後の後遺症により様々な問題を生じ、自宅での療養生活や社会復帰に支障をきたすことが少なくない。特に化学療法による有害事象のうち消化器症状などは薬物療法などが確立されている。

🐾 治療に使われる主な薬と使い方

🌡 制吐剤：5HT₃拮抗薬

一般名 ／ 商品名 ／ 用法用量

» ① **グラニセトロン**／カイトリル 錠・注／錠：1日1回1錠
2mg　各クールで6日間まで　注：1回40μg/kg　化学療法
前に点滴静注

» ② **パロノセトロン**／アロキシ 注／1日1回0.75mg　化学療法
前に点滴静注／特徴 速発性だけではなく遅発性の悪心にも有効

　副作用〈①②共通〉便秘

🌡 制吐剤：NK₁受容体拮抗薬

一般名 ／ 商品名 ／ 用法用量

» ① **アプレピタント**／イメンド カ／〈1日目〉1日1回125mg
〈2-3日目〉1日1回80mg

» ② **ホスアプレピタント**／プロイメンド 注／1日1回150mg
化学療法前に点滴静注
特徴〈①②共通〉5HT₃拮抗剤と併用可能
副作用〈①②共通〉吃逆

🌡 制吐剤：抗精神病薬
» 一般名 **オランザピン**／ 商品名 **ジプレキサ** 錠

用法用量 1錠2.5mg　1回2錠　1日1回　内服
特徴 他剤と併用可、抗精神病薬なので使用意図を説明
副作用 眠気、高血糖（糖尿病患者は禁忌）

腫瘍崩壊症候群（TLS）治療薬（化学療法に伴う高尿酸血症）

» **一般名** ラスブリカーゼ／**商品名** ラスリテック 注
用法用量 1日1回0.2mg/kg　最大7日間
特徴 化学療法開始4-24時間前に投与する
副作用 肝障害、アレルギー、電解質異常

血管外漏出治療剤（アントラサイクリン系）

» **一般名** デクスラゾキサン／**商品名** サビーン 注
用法用量 1-2日目：1日1回1,000mg/m²
　　　　　　3日目：1日1回500mg/m²
特徴 血管外漏出発生6時間以内に投与。2日目、3日目の投与は可能な限り1日目と同時刻。調製後150分以内に投与完了のこと
副作用 注射部位反応、悪心・嘔吐、肝障害、腎障害

看護&観察のポイント

» 制吐剤は治療レジメン毎の催吐性リスクに準じて対応
» 血管外漏出は発生時の状況などを詳細に記録する
» 血管外漏出発生時は薬剤に応じた適切な対応をする

COLUMN

コラム

在宅悪性腫瘍患者指導管理料

　在宅にて鎮痛療法または悪性腫瘍の化学療法を行っている患者に指導管理を行った場合に算定できます。麻薬は患者自身で速度変更が不可能であり、薬剤を取り出せない注入ポンプを用いることが必須です。化学療法では外来通院で治療後にポンプ注入のみ在宅で行う場合は算定できないことに注意してください。

2
疾患とその薬　がん

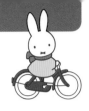

インフルエンザ

Influenza

🐾 主な症状と治療法

インフルエンザウイルスによる急性熱性感染症。急な高熱、頭痛、全身倦怠感、筋肉痛、関節痛などが現れ、次に咳や鼻水、咽頭痛など上気道症状が出現。一週間程度で軽快。

簡易迅速診断キットで診断可能。安静、水分・栄養補給が原則。

［236頁 表2. 抗ウイルス薬 参照］

🐾 治療に使われる主な薬と使い方

🍒 **ノイラミニダーゼ阻害薬**：ウイルスの細胞外放出阻害

» ① 一般名 **オセルタミビル** ／ 商品名 タミフル カ・DS

 用法用量 〈成人・小児（体重37.5kg以上）〉

  治療：1回75mg　1日2回　5日

  予防：1日1回75mg　7-10日

 特徴 最もエビデンスが高い。幼小児、乳児も使用可

 副作用 白血球・血小板減少（出血時要連絡）

» ② 一般名 **ザナミビル** ／ 商品名 リレンザ 吸

 用法用量 〈成人・小児〉

  治療：1回2　吸入1日2回　5日

  予防：1日1回2吸入　10日

 特徴 気管支喘息など炎症性疾患は不可

 副作用 気管支痙攣、呼吸困難など

» ③ 一般名 **ラニナミビル** ／ 商品名 イナビル 吸・懸吸

用法用量 両薬剤ともに単回吸入。懸濁用は要ネブライザー

治療・予防：粉末製剤〈10歳以上〉1回2容器

〈10歳未満〉1回1容器

特徴 気管支喘息など炎症性疾患は不可

副作用 気管支痙攣、呼吸困難など

» ④ **一般名** ベラミビル ／ **商品名** ラピアクタ 注

用法用量 〈成人〉1回300mg　重症化で600mg　連復投与可

〈小児〉1回10mg/kg　量大1回600mg　連復投与可

特徴 注射薬。バックとバイアル製剤。重症例に投与できる

副作用 白血球減少、好中球減少など

キャップ依存性エンドヌクレアーゼ阻害薬：mRNAの合成阻害

» **一般名** バロキサビル ／ **商品名** ゾフルーザ 錠・顆

用法用量 〈体重別〉単回服用

10-20kg：10mg1錠

20-40kg：20mg1錠、または顆粒2包

40-80kg：20mg2錠、または顆粒4包

80kg超：20-80kgの倍量

特徴 1回服用で終了。エビデンス不十分

副作用 下痢、頭痛

看護&観察のポイント

» 未成年者に異常行動出現の可能性あり。保護者に予防的対応を説明

» 服薬は症状緩和、罹病期間短縮が目的であることを説明

» 吸入薬は乳製品アレルギーの有無や吸入の可否を確認

» 吸入薬は吸入が上手くできるか確認

市中肺炎
Community-acquired pneumonia

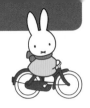

🐾 主な症状と治療法 ………………………………

　一般の社会生活を送っている人に起きる肺炎。原因微生物は肺炎球菌が最も多く、インフルエンザ菌、マイコプラズマなどがある。発熱、胸痛、咳などの呼吸器症状の他易疲労感、腹部症状が現れることもある。原因微生物に対する抗菌薬を投与。患者背景と細菌性か非定型かを鑑別し抗菌薬を選択。原因菌種や病態によって投与期間が異なる。[234頁 表1. 抗菌薬 参照]

🐾 治療に使われる主な薬と使い方 ………………………

🍒 外来治療（内服）

　一般名 ／ 商品名 ／ 用法用量 ／ 特徴

» ① **スルタミシリン**／ ユナシン 錠・細 ／〈成人〉1回1錠　1日2-3回　高用量推奨／広範囲ペニシリン系薬。プロドラッグ

» ② **クラリスロマイシン**／クラリス 錠・DS ／〈成人〉1回1錠1日2回／マクロライド系薬。胃酸に安定。経口吸収が良好

» ③ **ガレノキサシン**／ジェニナック 錠 ／〈成人〉1日1回2錠／ニューキノロン系薬。結核菌にも効果あり

　副作用 〈外来治療（内服）、外来治療（注射）、一般病棟入院治療の①-③全てに共通〉
ペニシリン・セフェム系：肝・腎機能障害など
マクロライド系：QT延長、心室頻拍など
ニューキノロン系：痙攣、腱障害、低血糖など

🍒 外来治療（注射）

（一般名）／（商品名）／（用法用量）／（特徴）

- » ① **セフトリアキソン**／ロセフィン 注／〈成人〉①1回1-2g　1日1-2回／セフェム系。半減期が長く1日1回投与も可
- » ② **レボフロキサシン**／クラビット 注／1日1回1g／ニューキノロン系。バック製剤がある
- » ③ **アジスロマイシン**／ジスロマック 注／〈成人〉1日1回500mg　点滴2時間／1日1回投与可能なマクロライド系。肺炎のみ

🍒 一般病棟入院治療（注射）

（一般名）／（商品名）／（用法用量）／（特徴）

- » ① **スルバクタム・アンピシリン**／ユナシンS 注／〈成人〉①1回3g　1日2-4回／βラクタマーゼ阻害薬配合剤
- » ② **セフォタキシム**／クラフォラン 注／〈成人〉1回1-2g　1日1-2回／髄液への移行良
- » ③ **レボフロキサシン**／クラビット 注／1日1回1g／［外来治療（注射）②参照］

看護&観察のポイント

- » 高齢者は季節性FLUや肺炎球菌のワクチンの接種勧奨
- » 敗血症の有無にはqSOFA、≧2ならSOFAスコアで臓器障害を調べる。重症度判定はA-DROPを用いる
- » 薬歴や副作用歴確認。問診とアナフィラキシー対策を
- » 抗菌薬によってはTDMの依頼を考慮
- » 耐性菌出現対策として特定抗菌薬の届出制がある

2
疾患とその薬　呼吸器疾患

院内肺炎
Hospital-acquired pneumonia

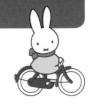

🐾 主な症状と治療法 ････････････

　入院後48時間以降に発症した肺炎。原因微生物は黄色ブドウ球菌、緑膿菌、クラブシエラ、真菌などで市中肺炎と同様の症状がみられる。基礎疾患と免疫力低下により重症化しやすい。患者の病態と重症度〈I-ROAD〉、薬剤耐性菌のリスク因子、MRSA保菌リスクを総合して抗菌薬を選択する。

　［234頁 表1. 抗菌薬 参照］

🐾 治療に使われる主な薬と使い方 ････････

🍒 **敗血症〈−〉で重症度が高くなくかつ耐性菌リスク〈−〉**

　一般名 ／ **商品名** ／ **用法用量** ／ **特徴**

» ① **スルバクタム・アンピシリン**／ユナシンS 注 ／成人1回3g 1日2回／βラクタマーゼ阻害薬配合剤

» ② **セフトリアキソン**／ロセフィン 注 ／成人1回1-2g　1日1-2回／半減期が長く1日1回投与も可

» ③ **レボフロキサシン**／クラビット 注 ／1日1回成人500mg 点滴60分／非定型肺炎疑い例に使用

　副作用 〈①-③共通〉血液障害、腎機能障害、肝機能障害など　②胆石、尿路結石など　③QT延長など

🍒 **敗血症〈＋〉または重症度が高いまたは耐性菌リスク〈＋〉**

　一般名 ／ **商品名** ／ **用法用量** ／ **特徴**

» ① **タゾバクタム・ピペラシリン**／ゾシン 注 ／1回4.5g　1日3-4回／高用量投与可。比較的重症例に使用

» ② **ドリペネム**／フィニバックス 注 ／1回0.25g　1日2-3回
／カルバペネム系薬。緑膿菌に対する抗菌力が強い

» ③ **セフェピム**／マキシピーム 注 ／1日1-2g　1日2回　1日
4gまで増量可／第4世代セフェム薬。7日以上の使用で発疹
など注意

副作用 〈①-③共通〉血液障害、腎機能障害、肝機能障害など

🍒敗血症 (+) または重症度が高いかつ耐性菌リスク (+)

» **一般名** イセパマイシン／ **商品名** エクサシン 注

用法用量 1日400mg　1日1-2回

ゾシン、カルバペネム、第4世代セフェム、ニューキ
ノロン薬と併用（注：いずれか2剤と併用する）

特徴 AG薬。系同系統耐性菌にも有効。対緑膿菌抗菌力が強い

副作用 腎障害、第8脳神経障害

看護&観察のポイント

» JANISの活用と抗菌薬適正使用の推進
» 薬歴や副作用歴確認。問診とアナフィラキシー対策を
» 抗菌薬によってはTDMの依頼を考慮
» 耐性菌出現対策として特定抗菌薬の届出制がある

肺結核
Pulmonary tuberculosis

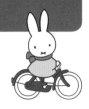

🐾 主な症状と治療法

　肺または気管支の結核症。全結核症の約90%を占める。初期は感冒様症状。痰を伴う咳、発熱、倦怠感、寝汗、体重減、血痰など。初回標準治療は抗結核薬4種類（第一選択薬A①＋③＋④＋第一選択薬B①）を2ヶ月間（初期強化期）、その後2種類（A①＋③）を4ヶ月間服用（維持期）。再治療例などでは維持期を3ヶ月延長、全治療期間を9ヶ月とする。[234頁 表1. 抗菌薬 参照]

🐾 治療に使われる主な薬と使い方

🍒 第一選択薬A：最も強力な抗菌薬。必須薬剤

（一般名）（商品名）（用法用量）（特徴）（副作用）

» ① **リファンピシン**／リファジン カ／1日1回3C／消化管からの吸収良。薬物相互作用が多い／肝障害、腎障害など

» ② **リファブチン**／ミコブティン カ／1日1回1-2C／リファンピシンが使用できない場合に選択／腎障害など

» ③ **イソニアジド**／イスコチン 錠・注／1日1回3錠／消化管からの吸収良。重大な肝障害に禁忌。酸性下で細胞内菌にも有効／肝障害など

» ④ **ピラジナミド**／ピラマイド／〈成人〉1日1回1.5g／①-③と併用／肝障害など

🍒 第一選択薬B：Aとの併用で効果がある抗菌薬

（一般名）（商品名）（用法用量）（副作用）

» ① **エタンブトール**／エブトール 錠／〈成人〉1日1回750mg／

中毒性視神経障害など

» ② **ストレプトマイシン**／硫酸ストレプトマイシン 注／1日1回
1g　週2-3回　筋注／第8脳神経障害など

特徴 抗菌力①＜②、耐性率①＜②

🍒**第二選択薬**：多剤併用で効果が期待される
[234頁 表1. 抗菌薬（抗結核薬）参照]

🍒**多剤耐性結核菌用薬**

一般名／**商品名**

» ① **デラマニド**／デルティバ 錠
» ② **ベダキリン**／サチュロ 錠

用法用量／**副作用** [234頁 表1. 抗菌薬（抗結核薬）参照]

看護&観察のポイント

» 患者支援として院内DOTS、外来DOTSがある
» リファンピシン、リファブチンは尿、便、痰、汗が橙赤色に
着色。ソフトコンタクトレンズ着色あり。要説明
» アミノ配糖体はストレプトマイシン→カナマイシン［HP資料
026頁参照］→エンビオマイシン［HP資料　026頁参照］の
順に選択し、併用はしない（腎毒性、聴覚障害が悪化・増強する）

肺真菌症
Pulmonary mycosis

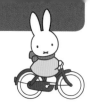

🐾 主な症状と治療法

　真菌胞子の吸入が原因の呼吸器感染症。多くは易感染患者に発症。肺アスペルギルス、肺クリプトコッカス、カンジダ症、ムーコルが大半。発熱や咳、痰、だるさ、呼吸困難など肺炎と同様の症状が現れる。胸部XP・CT、血液検査などで診断。抗真菌薬による治療が主。抗真菌薬は真菌の種類によって選択する。[234頁 表1. 抗菌薬 参照]

🐾 治療に使われる主な薬と使い方

🍒 **ポリエン系**：エルゴステロールと結合し細胞膜を破壊

» **一般名** **アムホテリシンB** ／ **商品名** アムビゾーム 注
　用法用量 1日1回2.5mg/kg　1-2時間以上かけて点滴
　特徴 カンジダ、アスペルギルス、クリプトコッカス、接合菌に効果あり
　副作用 発熱と悪寒、静脈炎、腎毒性など

🍒 **アゾール系**：エルゴステロールの合成阻害

　一般名 ／ **商品名** ／ **用法用量** ／ **特徴** ／ **副作用**

» ① **フルコナゾール** ／ ジフルカン 力・注 ／ 力・注 1日1回50-100mg ／ カンジダ属に有効。組織移行性良。腎機能で用量調節。薬物相互作用注意 ／ QT延長、心室細動、徐脈など

» ② **イトラコナゾール** ／ イトリゾール 力・内・注 ／〈成人〉1日1回100-200 mg 食直後 内は空腹時）。注は1回200mg　1日2回　3日目から1日1回200mg ／ 腎機能による用量調節不要。

薬物相互作用が多い。注射薬は調製時に要注意／うっ血性心不全、肺水腫、肝障害など

» ③ **ボリコナゾール**／ブイフェンド 錠・注／錠：初日は1日400mg　翌日より1回100-150 mg　1日2回食間。注：初日1回6mg/kg　翌日より1回3-4mg/kg　1日2回　点滴／肺アスペルギルス症の第一選択。腎不全（CCr＜30mL／分）原則禁忌／肝障害、一過性視野障害など

» ④ **ポサコナゾール**／ノクサフィル 錠／初日は1回300mg 1日2回　翌日より1回300mg　内服／フサリウム、ムーコル、コクシジオイデスなどに効果あり／肝機能障害、溶血性尿毒症症候群、QT延長、心室頻拍など

キャンディン系：β-Dグルカンの合成阻害

» **一般名** ミカファンギン／**商品名** ファンガード 注
用法用量 〈成人〉1日1回50-150mg　1日最大300mg　点滴30-60分以上
特徴 カンジダ、アスペルギルスに効果。薬物相互作用少
副作用 肝障害、血栓性静脈炎など

看護&観察のポイント

» 定期的な血算／生化学的検査が必要。イトラコナゾールの内服は剤型により生物学的利用能が異なるので注意
» アゾール系は併用注意薬が多く、臨時・追加処方時は注意
» 治療期間が数週間に及ぶ症例もあり、生活・服薬指導を行う

気管支喘息（成人）
Bronchial asthma

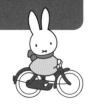

主な症状と治療法

気道の慢性炎症が引き起こす気道過敏亢進や気道狭窄、知覚神経刺激、気道リモデリングの相互作用によって、喘鳴や呼吸困難、咳などの変動性を持った症状が誘発される疾患。気道炎症の原因となる危険因子を回避・除去し、薬物により可能な限り正常に近い呼吸機能を保つことを目標に、重症度に応じた治療を行う。重症喘息の患者には抗体医薬品が適応になる。

［254頁 表10. 喘息・COPD用外用薬 参照］

治療に使われる主な薬と使い方

🐾 吸入ステロイド薬（ICS）：長期管理薬、抗炎症、過敏低減

» ① **一般名 シクレソニド** ／ **商品名 オルベスコ** 吸
　　用法用量 1日1回 100-400 μg
　　特徴 プロドラッグ。定量噴霧式エアゾール製剤

» ② **一般名 ブデゾニド** ／ **商品名 パルミコート** 吸
　　用法用量 1回100-400μg　1日2回
　　特徴 ドライパウダー。吸入液あり

🐾 気管支拡張薬

» ① **一般名 サルメテロール**
　　商品名 セレベント 吸
　　用法用量 1回50μg　1日2回
　　特徴 長時間作用型β2受容体刺激薬（LABA）、ドライパウダー。作用持続12時間
　　副作用 動悸、振戦など

» ② **一般名** フルチカゾン・ホルモテロール
　商品名 フルティフォーム 吸
　用法用量 1回2噴霧　1日2回
　特徴 エアゾール剤。ICS+LABA

» ③ **一般名** モメタゾン・インダカテロール・グリコピロニウム
　商品名 エナジア 吸
　用法用量 1回2噴霧　1日2回
　特徴 ICS+LABA+長時間作用型抗コリン薬（LAMA）。吸入カプセル剤

発作治療薬：発作出現時に使用する
» **一般名** サルブタモール／**商品名** サルタノール 吸
　用法用量 1回2吸入　1日4回まで
　特徴 短時間作用型β2受容体刺激薬（SABA）

抗体医薬品：モノクローナル抗体製剤（抗体のクローン）
» **一般名** オマリズマブ／**商品名** ゾレア 注
　用法用量 1回75-600mg　2週または4週毎に皮下注
　特徴 ヒト化抗ヒトIgEモノクローナル抗体

看護&観察のポイント

» 長期管理薬と発作治療薬の適正使用の説明
» 吸入方法（吸入前の準備、吸入速度、息止め、吸入補助具の使い方、吸入後のうがい）指導
» 容器・器具の手入れ方法指導
» 喘息日誌の記入など、日常生活指導
» 抗体医薬品のスケジュール管理

慢性閉塞性肺疾患

（COPD） Chronic Obstructive Pulmonary Disease

🐾 主な症状と治療法

　　長期間にわたる有害物質の吸入曝露で生じた肺の炎症性疾患。喫煙習慣のある中高年に多い。管理目標は、現状の改善（症状およびQOLの改善、運動耐容能と身体活動性の向上および維持）と将来リスクの低減（増悪の予防、全身併存症・肺合併症の予防・診断・治療）。薬物療法は長時間作用型気管支拡張薬（抗コリン薬、β2受容体刺激薬、テオフィリン徐放薬）が中心。呼吸リハビリテーションなど非薬物療法も行う。

　　［254頁 表10. 喘息・COPD用外用薬 参照］

🐾 治療に使われる主な薬と使い方

🦴 長時間作用型抗コリン薬（LAMA）

» ① **一般名** グリコピロニウム／**商品名** シーブリ 吸

　　用法用量 1日1回 1C　専用器具使用

　　特徴 吸入カプセル剤。作用発現5分、持続24時間

» ② **一般名** イプラトロピウム／**商品名** アトロベント 吸

　　用法用量 1回1-2噴霧　1日3-4回

　　特徴 エアゾール。作用持続4-6時間

　　副作用 〈①②共通〉不整脈

🦴 長時間作用型β2受容体刺激薬（LABA）

» **一般名** インファカテロール／**商品名** オンブレス 吸

　　用法用量 1日1回 1C　専用器具使用

特徴 吸入カプセル剤。作用持続24時間

副作用 重篤な血清K値低下

配合薬：LAMA+LABA、ICS+LABA、ICS+LAMA+LABA

» ① **一般名** UMEC（ウメクリジニウム）・VI（ビランテロール）

　商品名 アノーロ 吸

　用法用量 1日1回1吸入

　特徴 ドライパウダー。操作が簡単。LAMA+LABA

» ② **一般名** BD（ブデソニド）・FF（ホルモテロール）

　商品名 シムビコート 吸

　用法用量 1日1回2吸入

　特徴 使い方が感覚的でわかりやすい。ICS+LABA

» ③ **一般名** FP（フルチカゾン）・UMEC・VI／**商品名** テリルジー 吸

　用法用量 1日1回1吸入

　特徴 定量式粉末吸入剤。ICS+LAMA+LABA

看護&観察のポイント

» FEV₁（1秒量）の低下程度のみならず運動耐容能や身体活動性の障害程度、息切れの強度や増悪の頻度に注意する
» 重症化に伴うFEV₁の低下と運動耐容能・身体活動性低下や息切れなどの程度との乖離に注意
» 身体活動性向上のための働きかけが必要
» 吸入方法（吸入前準備、吸入速度、息止め、吸入補助具の使い方、吸入後のうがい）、容器・器具の手入れ方法を指導

気管支拡張症

Bronchiectasis

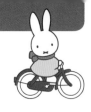

🐾 主な症状と治療法

　様々な原因により気管支が異常に拡張した状態。拡張は不可逆的で慢性気道炎症、気道感染を伴う。咳嗽、喀痰が主症状。時に血痰や喀血、気道感染の増悪、肺炎を併発。症状軽減および急性増悪時の感染症治療を中心に抗菌薬（抗インフルエンザ菌、抗緑膿菌）、気管支拡張薬、去痰薬などの薬物療法と排痰を促す理学療法を行う。炎症性腸疾患合併例には吸入ステロイドが推奨される。[234頁 表1. 抗菌薬、254頁 表10. 喘息・COPD用外用薬 参照]

🐾 治療に使われる主な薬と使い方

🦴 去痰薬

» ① **一般名** カルボシステイン／**商品名** ムコダイン 錠・DS・Sy
用法用量 1回250-500mg　1日3回
特徴 杯細胞過形成抑制、粘液修復作用、気道炎症抑制作用

» ② **一般名** アンブロキソール／**商品名** ムコソルバン 錠・液・DS
用法用量 1回15mg　1日3回、または1日1回45mg
特徴 肺サーファクタント分泌作用、線毛運動亢進作用

» ③ **一般名** ブロムヘキシン／**商品名** ビソルボン 錠・吸・細・注
用法用量 1回4mg　1日3回
特徴 吸入液は酸性。アレベールなど他の吸入液混合不可

副作用 〈①-③共通、重大〉皮膚粘膜眼症候群

🦴 マクロライド系抗菌薬

» ① **一般名** エリスロマイシン／**商品名** エリスロシン 錠・DS
　　用法用量 1回200mg　1日2-3回　少量長期服用
　　特徴 潰瘍性大腸炎の気道病変にも有効

» ② **一般名** クラリスロマイシン／**商品名** クラリス 錠・DS
　　用法用量 1回200mg　1日1-2回
　　特徴 投与にあたっては非結核性抗酸菌症を否定する

» ③ **一般名** ロキシスロマイシン／**商品名** ルリッド 錠
　　用法用量 1日1回150mg
　　特徴 胃酸に対する安定性に優れる

» ④ **一般名** アジスロマイシン／**商品名** ジスロマック 錠・DS
　　用法用量 1日1回500mg　週に3日間
　　特徴 肺MAC症の気管支拡張症に使用可

　　副作用〈①-④共通、重大〉心室頻拍、QT延長

🦴 気管支拡張薬

　　[106頁「気管支喘息」、108頁「慢性閉塞性肺疾患」参照]

看護&観察のポイント

» 肺炎球菌ワクチンやインフルエンザワクチンの接種勧奨
» 感染予防の指導
» 自己排痰のための咳のタイミング指導、ハフィング訓練
» 居宅でのネブライザー使用にあたっての教育・指導

胃食道逆流症（GERD）

Gastro esophageal reflux disease

🐾 主な症状と治療法

　食道への胃酸や胃内容物の逆流によって起こる病態。下部食道括約筋のゆるみや胃酸過多、食道の知覚過敏が原因。主な症状は胸やけや呑酸。他に胸痛や慢性的な咳・咽頭痛、睡眠障害。症状の制御とQOLの改善、合併症（炎症、潰瘍、狭窄、誤嚥、バレット食道、腺がん）の予防を目的に生活習慣の調整や薬物治療や外科的治療を行う。[247頁 表8. 消化器疾患治療薬 参照]

🐾 治療に使われる主な薬と使い方

🦴 プロトンポンプ阻害薬：強力な胃酸分泌抑制作用薬

» ① **一般名** オメプラゾール／**商品名** オメプラール 錠・注

用法用量 内服：〈逆食〉1日1回20mg　8週まで

〈非びらん性〉1日1回10mg　4週まで

〈逆食の再発・再燃例〉1回10-20mg

注射：1回20mg　1日2回　点滴　最大7日まで

特徴 GERDの標準薬

副作用 汎血球減少、肝機能障害、視力障害など

» ② **一般名** ランソプラゾール／**商品名** タケプロン OD・カ・注

用法用量 内服：〈逆食〉1日1回30mg　8週まで

〈非びらん性〉1日1回15mg　4週まで

〈逆食の再発・再燃例〉1回15mg

〈効果不十分〉1回30mg

注射：1回30mg　1日2回　点滴　3-5日

特徴 口腔内崩壊錠あり

副作用 [「オメプラゾール」参照]

» ① **一般名** ボノプラザン／**商品名** タケキャブ 錠

用法用量 〈逆食〉1日1回20mg　4週　内服

　　　　　〈効果不十分例〉8週まで

　　　　　〈再発・再燃例〉1回10mg

　　　　　〈効果不十分例〉1回20mg

特徴 カリウムイオン競合型PPI。効果発現が早い

副作用 汎血球減少、肝機能障害など

消化管運動機能改善薬

» **一般名** モサプリド／**商品名** ガスモチン 錠・散

用法用量 1回1錠　1日3回　内服

特徴 ドパミンD2遮断作用なし。PPIとの併用で上乗せ効果あり

副作用 肝機能障害など

漢方薬

» **一般名** 六君子湯／**商品名** 六君子湯エキス 顆

用法用量 1回2.5g　1日3回　食前または食間

特徴 PPIとの併用で上乗せ効果あり

副作用 偽アルドステロン症、ミオパチー、肝機能障害など

看護&観察のポイント

» ボノプラザンは非びらん性に適応なし

» PPIの注射薬は「出血を伴う」に限定。査定対象

» PPIの注射薬は最大7日間。7日超で査定対象

急性／慢性胃炎

Acute/Chronic gastritis

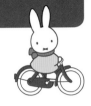

🐾 主な症状と治療法

　胃粘膜の炎症性疾患。急性胃炎は急激な上腹部痛や胃部膨満感、胃もたれ、嘔気などが現れ内視鏡検査で出血、びらんを認めることがある。症状が強い場合には胃酸分泌抑制薬を用いる。

　慢性胃炎は自覚症状が乏しい。H・ピロリ菌感染によるものがほとんど。胃酸分泌抑制薬、胃粘膜防御因子増強薬、消化管運動機能改善薬を使用する。［247頁 表8. 消化器疾患治療薬 参照］

🐾 治療に使われる主な薬と使い方

🧄 プロトンポンプ阻害薬（PPI）

» **特徴** 内服適応外。注射に適応（出血性AGML）

🧄 ヒスタミンH2受容体拮抗薬（H2ブロッカー）

［116頁「消化性潰瘍」参照］

» **一般名** ラフチジン／ **商品名** プロテカジン 錠

用法用量 1日1回10mg

特徴 腎障害症例での減量不要

副作用 再生不良性貧血、汎血球減少、肝機能障害 など

🧄 防御因子増強薬：急・慢性胃炎の急性増悪期、胃潰瘍などに適応

»① **一般名** レバミピド／ **商品名** ムコスタ 錠・顆

用法用量 1回100 mg　1日3回　内服

特徴 PG増加・胃粘膜保護・胃粘液増加作用

副作用 肝機能障害、白血球・血小板減少 など

» ② **一般名** エカベトナトリウム／**商品名** ガストローム顆

用法用量 1回1.5 g　1日2回　内服

特徴 抗ペプシン、抗ヘリコバクター、胃粘膜保護作用

副作用 悪心、便秘、下痢、腹部膨満感など

🍒制酸薬

» **一般名** 水酸化アルミニウム・マグネシウム

商品名 マーロックス懸顆／**用法用量** 1日1.6-4.8 g　1日数回
用時1gあたり水10 mLで懸濁

特徴 速効性、胃粘膜保護作用、胃痛・胸やけ時頓用可

副作用 長期投与時のアルミニウム脳症・骨症など

🍒消化管運動機能改善薬

» ① **一般名** モサプリド／**商品名** ガスモチン錠・散

用法用量 1回1錠　1日3回　内服

特徴 選択的セロトニン5-HT$_4$受容体刺激作用

副作用 劇症肝炎、肝機能障害など

» ② **一般名** トリメブチン／**商品名** セレキノン錠・細

用法用量 1回1錠　1日3回　内服

特徴 末梢性鎮吐作用あり／**副作用** 肝機能障害、黄疸など

看護&観察のポイント

» 食事療法と規則正しい生活の指導
» H$_2$ブロッカー注射薬は急速静注禁止
» 慢性胃炎ではH・ピロリ除菌を推奨

2

疾患とその薬　消化器疾患

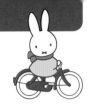

消化性潰瘍
Peptic ulcer

🐾 主な症状と治療法

　消化性潰瘍は胃や十二指腸の粘膜筋板より深い組織の欠損。ヘリコバクター・ピロリ菌（H・ピロリ）感染が主な原因で心窩部痛、上腹部痛、胸やけなどの症状が現れる。症状改善と潰瘍の治癒、再発予防を目的に内視鏡的止血治療（活動性出血時）や薬物療法などを行う。H・ピロリ感染が確認されれば除菌療法を実施する。［247頁 表8. 消化器疾患治療薬 参照］

🐾 治療に使われる主な薬と使い方

🧄 プロトンポンプ阻害薬（PPI）：［112頁「胃食道逆流症」参照］

» ① （一般名）エソメプラゾール／（商品名）ネキシウム カ・懸顆

（用法用量）1日1回10-20mg　胃：8週。十二指腸：6週まで

（特徴）胃食道逆流症の適応あり。オメプラゾールのS体

» ② （一般名）ラベプラゾール／（商品名）パリエット 錠

（用法用量）1日1回10-20mg　胃：8週。十二指腸：6週まで

（特徴）胃食道逆流症の適応あり。中止後のリバウンドが少ない

（副作用）〈①②共通〉血管浮腫、汎血球減少など

🧄 ヒスタミンH2受容体拮抗薬（H2ブロッカー）

» （一般名）ファモチジン／（商品名）ガスター 錠・散・注

（用法用量）内服：1回20mg　1日2回

　　　　　　注射：1回20mg　1日2回　静注、点滴静注、筋注

特徴 注射は出血性胃炎、術後など侵襲性ストレスの適応有

副作用 汎血球減少、急性腎障害など

H・ピロリ除菌薬：PPIと抗菌薬2剤を組み合わせた製剤

» ① **一般名** ボノプラザン・AMPC・CAM／**商品名** ボノサップ（パック）

用法用量 1シート（1日分）を分2

特徴 1次除菌に使用

» ② **一般名** ボノプラザン・AMPC・MNZ／**商品名** ボノピオン（パック）

用法用量 1シート（1日分）を分2

特徴 2次除菌に使用

防御因子増強薬

» **一般名** スクラルファート／**商品名** アルサルミン 細・内

用法用量 果粒：1回1-3g

内用液：1回20-60mL　1日3-4回　空腹時

特徴 抗ペプシン作用、胃壁保護作用、透析中禁

副作用 便秘、口渇、悪心など

看護&観察のポイント

» PPIの経管投与はOD錠、顆粒で対応。脱カプセルも可。チューブ径8Fr以上

» H_2ブロッカーはリバウンドあり。漸減法推奨

» H・ピロリ1次除菌用薬の副作用（下痢）対策に天然ケイ酸アルミニウムの投与は避ける

機能性ディスペプシア（FD）

Functional dyspepsia

🐾 主な症状と治療法

　心窩部痛や胃もたれなどの腹部症状が続いているが、症状の原因となる胃粘膜病変や、全身性・代謝性疾患がない疾患。生活指導とともに、食後の胃もたれ感や早期満腹感（食後愁訴症候群）には胃腸機能改善薬が、胃の知覚過敏によるみぞおちの疼痛や灼熱感（心窩部痛症候群）にはプロトンポンプ阻害薬（PPI）が用いられる。[247頁 表8. 消化器疾患治療薬 参照]

🐾 治療に使われる主な薬と使い方

🍒 胃腸機能改善薬

» **一般名** アコチアミド／**商品名** アコファイド 錠

用法用量 1回100mg　1日3回　食前

特徴 アセチルコリンエステラーゼ阻害作用。内視鏡検査で器質的疾患がないことを確認後、投与開始

副作用 下痢、便秘、悪心・嘔吐など

看護&観察のポイント

» 過度なストレスや生活習慣の乱れも要因となる

» ストレスコントロールと睡眠・食事・運動などの生活改善からもアプローチする

過敏性腸症候群(IBS)
Irritable bowel syndrome

主な症状と治療法

　腹痛や下痢、便秘などの便通異常を慢性的に繰り返す大腸疾患。大腸の病変や器質的異常はみられない。下痢型、便秘型、混合型などに分類される。生活習慣の改善と食事・栄養指導、症状に応じた薬物治療を行う。[247頁 表8. 消化器疾患治療薬 参照]

治療に使われる主な薬と使い方

高分子化合物製剤

» **一般名** ポリカルボフィル／**商品名** コロネル錠・細

　用法用量 1回1-2錠、または0.6-1.2g　1日3回

　特徴 下痢型、便秘型双方に使用可。コップ1杯の水で服用

　副作用 悪心・嘔吐、腹部膨満感など

セロトニン受容体拮抗薬

一般名／**商品名**／**用法用量**／**特徴**／**副作用**

» ① **ラモセトロン**／イリボー錠／1日1回5μg　最大10μg　女性は半量／下痢型に使用／便秘、硬便、虚血性大腸炎など

» ② **リナクロチド**／リンゼス錠／1日1回2錠　食前／便秘型に使用。慢性便秘の適応あり／重度の下痢、腹部不快感、放屁など

看護&観察のポイント

» 過度なストレスや生活習慣の乱れも要因となる

炎症性腸疾患 (IBD)
Inflammatory bowel disease

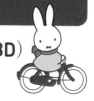

🐾 主な症状と治療法

　腸を中心とした消化管粘膜の炎症性疾患のうち、潰瘍性大腸炎 (ulcerative colitis：UC) と**クローン病** (Crohn's Disease：CD) を指す。下痢、腹痛、血便 (UCに多い)、狭窄、痔ろう (CDに多い)、発熱、倦怠感などの症状が現れる。寛解期間の維持と再燃予防を目的に食事・栄養療法、薬物療法、血球成分除去療法などを行う。[247頁 表8. 消化器疾患治療薬 参照]

🐾 治療に使われる主な薬と使い方

🧄 5-ASA製剤

» **一般名** メサラジン ／ **商品名** ペンタサ [錠]・[顆]・[坐]・[注腸]

用法用量 UC：1回500mg　1日3回

　　　　　〈活動期〉1回2,000mg　1日2回

　　　　　CD：1回500-1,000mg　1日3回

特徴 UC治療薬の中心。外用薬 (坐薬、注腸液) あり

副作用 間質性肺障害、急性腎障害、汎血球減少など

🧄 副腎皮質ステロイド薬

» **一般名** ブデソニド ／ **商品名** ゼンタコート [カ]

用法用量 1日1回9mg　朝服用

特徴 軽から中等症活動期CD薬

副作用 痤瘡、便秘、肝機能障害など

🍬 免疫調整薬

» **一般名 タクロリムス** ／ **商品名** プログラフ カ ・ 顆

用法用量 〈開始から2週間〉血中トラフ濃度10-15ng/mLを目標
に1回0.025mg/kg　1日2回　開始
〈2週以降〉目標血中トラフ濃度を5-10ng/mLとし投
与量を調節

特徴 難治性（ステロイド抵抗性・依存性）活動期UC

副作用 腎不全、心不全、感染症、汎血球減少など

🍬 生物学的製剤

» **一般名 インフリキシマブ** ／ **商品名** レミケード 注

用法用量 初回、2週後、6週後、以後8週毎に1回5mg/kg
点滴静注

特徴 抗ヒトTNFαモノクローナル抗体薬。既存治療で効果
不十分の中から重症UC、CDの治療・維持療法

副作用 重篤な感染症、脱髄疾患、間質性肺炎など

» **一般名 ウステキヌマブ** ／ **商品名** ステラーラ 注

用法用量 導入療法：点滴静注（初回）〈体重55kg以下〉260mg
〈85kgまで〉390mg　〈85kg超〉520mg
維持療法：点滴静注8週後　1回90mgを皮下注
以降12週毎

特徴 抗IL-12/23モノクローナル抗体薬。既存治療で効果不
十分の中から重症UC、CDの導入・維持療法

副作用 重篤な感染症、間質性肺炎など

看護&観察のポイント

» 免疫調整薬は効果発現まで2-3ヶ月を要することを説明
» 生物学的製剤の使用時はDI室と緊密な連携をとる

慢性便秘症

Irritable bowel syndrome

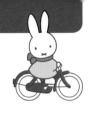

🐾 主な症状と治療法

「本来体外に排出すべき糞便を十分量かつ快適に排出できない状態」が続くことで日常生活に支障をきたす状態。症状から排便回数減少型（腹痛、腹部膨満感など）と排便困難型（過度の怒責、残便感など）に分けられ、生活習慣の改善指導や食事・栄養指導（食物繊維摂取量の適正化）、排便習慣指導、便秘症治療薬で治療する。[247頁 表8. 消化器疾患治療薬 参照]

🐾 治療に使われる主な薬と使い方

🧴 浸透圧性下剤

» ① **一般名** 酸化マグネシウム／**商品名** 酸化マグネシウム 錠・細

  用法用量 酸化マグネシウムとして1日2g　1日2-3回

  特徴 非刺激性下剤の第一選択、用量の微調整可

  副作用 高マグネシウム血症

» ② **一般名** マクロゴール4000・電解質／**商品名** モビコール 散

  用法用量 1日1回2包　水120mL程度に溶解

  特徴 マクロゴールの水分保持作用で排便促進。用量依存性

  副作用 下痢、腹痛、腹部膨満感など

🧴 腸上皮機能改善薬

» **一般名** ルビプロストン／**商品名** アミティーザ カ

  用法用量 1回24μg　1日1-2回

    〈中から重度肝・腎機能低下時〉1日1回

  特徴 腸液分泌促進作用。非刺激性下剤

副作用 下痢、悪心、腹痛など

胆汁酸トランスポーター阻害薬
» **一般名** エロビキシバット／**商品名** グーフィス 錠
用法用量 1日1回10mg 食前 最大15mg
特徴 非刺激性下剤。胆汁酸再吸収抑制による腸管運動促進
副作用 腹痛、下痢など

刺激性下剤
» ① **一般名** センノシド／**商品名** プルゼニド 錠
用法用量 1日1回1-2錠 就寝前 最大4錠
特徴 刺激性下剤
副作用 腹痛

» ② **一般名** ビサコジル／**商品名** テレミンソフト 坐
用法用量 1日1回1-2個
特徴 刺激性下剤。消化管検査、手術前後に投与可
副作用 腹痛、直腸炎、一過性血圧低下

その他
ピーマス配合錠（湿潤性）、ラキソベロン錠・内用液（刺激性）

看護&観察のポイント
» エロビキシバットは刺激作用もあるが他の刺激性下剤より弱い
» 下剤は非刺激性下剤を毎日適量服用することが基本
» 刺激性下剤は、非刺激性下剤の種類と量が決まるまで頓服として使用
» 刺激性下剤は排便があった日には服用しないよう指導

B型慢性肝炎

Chronic hepatitis B

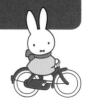

🐾 主な症状と治療法

　B型肝炎ウイルスの活動性持続感染による肝炎。倦怠感、食欲不振、黄疸などが現れるが明らかな症状がないこともある。HBs抗原の消失を目標に抗ウイルス薬（インターフェロンや核酸アナログ製剤）を用いた治療を行う。B型肝硬変には核酸アナログ製剤が第一選択薬となる。［247頁 表8. 消化器疾患治療薬 参照］

🐾 治療に使われる主な薬と使い方

🍒 **インターフェロン製剤**：抗ウイルス作用、免疫賦活作用

» **一般名** ペグインターフェロン-α2a（Peg-IFN）

　商品名 ペガシス 注

　用法用量 週1回90μg　皮下注　48週間　180μgも可

　特徴 初回治療の第一選択薬

　副作用 インフルエンザ様症状、間質性肺炎、うつ状態など

🍒 **核酸アナログ製剤**：強力なHBV DNA増殖抑制作用

　副作用〈①-③共通〉ミトコンドリア障害による乳酸アシドーシス、ミオパチー、腎障害など。投与終了後の肝炎悪化など

» ① **一般名** エンテカビル（ETV）／**商品名** バラクルード 錠

　用法用量 1日1回0.5mg
　　　　　　ラミブジン不応例は1回1mg　空腹時
　　　　　　腎機能により投与量と投与間隔を調整

　特徴 強力な抗ウイルス作用。耐性が現れにくい

» ② **一般名** テノホビルジソプロキシル（**TDF**）

商品名 テノゼット 錠

用法用量 1日1回300mg

　　　　　腎機能により投与量と投与間隔を調整

特徴 テノホビルのプロドラッグ。耐性が現れにくい

副作用 低リン血症、重度腎機能障害

» ③ **一般名** テノホビルアラフェナミド（**TAF**）

商品名 ベムリディ 錠

用法用量 1日1回25mg　投与開始時Ccr≧15mL/分

特徴 テノホビルのプロドラッグ。耐性が現れにくい。肝細胞
　　　への取り込みTAF＞TDF

副作用 重度腎機能障害

看護&観察のポイント

» 条件を満たせば都道府県の肝炎治療助成制度の対象となる
» Peg-IFN療法は効果予測の困難と副作用の説明
» 核酸アナログは長期継続服用が必要なことを説明
» 核酸アナログは挙児希望の有無を確認
» 希望の場合あるいは妊娠中の女性に核酸アナログを投与する
　場合には、催奇形性のリスクを十分に説明
» 核酸アナログのうち、低リスクはTDF
» TDF、TAFは開始前にHIV感染の有無を確認
» 免疫抑制・化学療法を施行時は、肝機能異常の有無にかかわ
　らずHBV感染をスクリーニングする

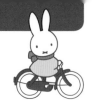

消化器疾患

C型慢性肝炎

Chronic hepatitis C

🐾 主な症状と治療法

　C型肝炎ウイルスの活動性持続感染による肝炎。多くは無症状だが、全身倦怠感や食欲不振などが現れることもある。肝発癌と肝疾患関連死の抑止を目標に、ゲノタイプを問わず初回・再治療ともにIFNフリーDAA（Direct Acting Antiviral：直接作用型抗ウイルス薬）を行う。インターフェロン（IFN）は、Peg-IFNが適用となりIFNフリーDAA治療不成功例の多剤耐性獲得などの特殊な場合に用いる。ウイルスを排除できないあるいは抗ウイルス治療を望まない例、肝病変の進展予防や肝発癌予防に肝庇護薬を使用する。[247頁　表8.　消化器疾患治療薬 参照]

🐾 治療に使われる主な薬と使い方

🦴DAA製剤：ウイルスの複製に関わる非構造蛋白領域に作用

» ① **一般名** **ソホスブビル・レジパスビル**（SOF/LDV）

　　商品名 ハーボニー 配

　　用法用量 1日1回1錠　12週間

　　特徴 全てのゲノタイプの慢性肝炎、1型2型混合感染、代償性肝硬変（DAA前治療不成功例を除く）に適用。薬物相互作用が多い

　　副作用 高血圧、脳血管障害など。重度腎障害不可

» ② **一般名** **グレカプレビル・ピブレンタスビル**（GLE/PIB）

　　商品名 マヴィレット 配

　　用法用量 1日1回3錠　慢性肝炎：8週間
　　代償性肝硬変：12週間

特徴 すべてのゲノタイプの慢性肝炎、1型2型混合感染、代償性肝硬変に適用

副作用 肝機能障害、黄疸など

» ③ **一般名** ソホスブビル・ベルパタスビル（SOF/VEL）

商品名 エプクルーサ 配

用法用量 1日1回1錠　DAA前治療のある慢性肝炎・代償性肝硬変：リバビリン併用で24週間。非代償性肝硬変：12週間

特徴 現在非代償性肝硬変に適応のある唯一の薬剤

副作用 高血圧、脳血管障害、貧血など。重度腎障害不可

肝庇護薬

» ① **一般名** ウルソデオキシコール酸（UDCA）

商品名 ウルソ 錠・顆

用法用量 1回200-300mg　1日3回

特徴 肝細胞保護作用

副作用 胃部不快感、下痢、便秘など

» ② **一般名** グリチルリチン／**商品名** 強力ネオミノファーゲンC 注

用法用量 1日1回40-100mL

特徴 抗炎症作用、肝細胞保護作用、UDCAと併用可

副作用 肝機能障害、黄疸など

看護&観察のポイント

» 条件を満たせば都道府県の肝炎治療助成制度の対象となる
» グレカプレビル・ピブレンタスビル投与中は併用薬に注意（ワルファリン、糖尿病薬など）
» ソホスブビル・ベルパタスビルは投与前にHBVスクリーニングが必要

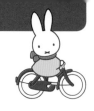

消化器疾患

慢性膵炎
Chronic pancreatitis

🐾 主な症状と治療法

　膵臓の持続性炎症により膵機能が低下していく疾患。アルコール摂取が原因のことが多い。反復性の急激な腹痛や背部痛に始まり、進行すると食欲低下、下痢（脂肪便）、体重減少など膵機能不全に伴う症状がみられる。線維化が進むとインスリン分泌障害を起こし糖尿病を発症する。治療は病期（代償期、移行期、非代償期）に応じた生活指導と食事療法、薬物治療を行う。

　　［247頁 表8. 消化器疾患治療薬 参照］

🐾 治療に使われる主な薬と使い方

🐾蛋白分解酵素阻害薬：トリプシンなどの活性化抑制作用

» ① **一般名** カモスタット／**商品名** フオイパン 錠

　用法用量 1回2錠　1日3回

　特徴 術後逆流性食道炎にも可

　副作用 血小板減少、肝機能障害、高カリウム血症など

» ② **一般名** ガベキサート／**商品名** エフオーワイ 注

　用法用量 1日100-300mg　5%ブドウ糖液・リンゲル液500mL
　　　　　　に溶解　8mL/分以下で点滴

　特徴 オッジ括約筋弛緩作用あり

　副作用 静脈炎、注射部位の皮膚潰瘍・壊死、無顆粒球症など

» ③ **一般名** ウリナスタチン／**商品名** ミラクリッド 注

　用法用量 1回2.5-5万単位　1日1-3回　1-2時間で点滴

特徴 急性循環不全にも可

副作用 白血球減少、肝機能異常、悪心・嘔吐など

» ④ **一般名** ナファモスタット／**商品名** フサン 注

　用法用量 1回10mg　1日1-2回　5%ブドウ糖液500mLに溶
　　　　　解　1-2時間で点滴

　特徴 トロンビン、活性型凝固因子、補体などを阻害

　副作用 高カリウム・低ナトリウム血症など

🎐 排胆薬

» ① **一般名** トレピブトン／**商品名** スパカール 錠・細

　用法用量 1回1錠　1日3回　食直後

　特徴 非オッジ括約筋弛緩による膵管圧軽減作用あり

　副作用 悪心嘔吐、食欲不振など

» ② **一般名** フロプロピオン／**商品名** コスパノン 錠

　用法用量 1回40-80mg　1日3回

　特徴 COMT阻害による鎮痙、オッジ筋機能異常改善作用

　副作用 悪心・嘔気、胸やけ、腹部膨満感など

🎐 膵消化酵素薬

» **一般名** パンクレリパーゼ／**商品名** リパクレオン カ・顆

　用法用量 1回600mg　1日3回　食直後

　特徴 腸溶性ミクロスフィア製剤。非代償期に適用

　副作用 便秘、下痢、腹部膨満、高血糖など

看護&観察のポイント

» ガベキサートの点滴速度は2.5mg/kg/時以下

» パンクレリパーゼ顆粒服用時は口内に残さないよう注意

高血圧症
Hypertension

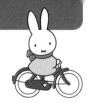

主な症状と治療法

　高血圧症は、生活習慣病の一つ。自覚症状に乏しいが脳疾患、心疾患、腎障害、血管障害などの原因疾患。治療目標は、血圧をコントロールすることで、これらの発症の予防と進展の抑制を目指す。生活習慣の修正（非薬物療法）に加え薬物治療を行う。Ca拮抗薬、ACE阻害薬、ARB、少量の利尿薬、β遮断薬を主要降圧薬とし、病態によりα遮断薬などを選択する。降圧薬は単剤から開始し、効果不十分であれば薬理学的作用点の異なる薬剤を併用する。アドヒアランス向上に配合薬が考慮される。

　　［250頁 表9. 循環器疾患治療薬 参照］

治療に使われる主な薬と使い方

Ca拮抗薬
　» **一般名** アムロジピン／**商品名** ノルバスク 錠・ OD
　　用法用量 1日1回2.5mg-5mg　内服　1日10mgまで増量可
　　特徴 降圧作用が強く、持続性がある
　　副作用 肝機能障害・めまい・ほてり・浮腫・動悸など

アンジオテンシンII受容体拮抗薬
　» **一般名** アジルサルタン／**商品名** アジルバ 錠
　　用法用量 1日1回20mg　内服　1日40mgまで増量可
　　特徴 認容性（忍容性）が高い
　　副作用 めまい・頭痛・血中K上昇・BUN上昇など

🍒 アンジオテンシン変換酵素阻害剤

» **一般名** エナラプリルマレイン酸塩／**商品名** レニベース 錠

用法用量 1日1回5-10mg　内服　腎性・腎血管性高血圧症 または悪性高血圧の患者では2.5mgから開始する

特徴 慢性心不全（軽症から中等症）にも使用される

副作用 めまい・BUN上昇・クレアチニン上昇など

🍒 β受容体遮断薬

» **一般名** カルベジロール／**商品名** アーチスト 錠

用法用量 1日1回10-20mg　内服

特徴 α1受容体遮断作用も有する。禁忌多くあり

副作用 めまい・頭痛・徐脈・低血圧など

🍒 チアジド系降圧利尿剤

» **一般名** トリクロルメチアジド／**商品名** フルイトラン 錠

用法用量 1日1-2回2-8mg　内服　高血圧症では低用量で使 用される場合が多い

特徴 心性浮腫、月経前緊張症などにも使用される

副作用 悪心・口渇・電解質失調・めまい・動悸など

看護&観察のポイント

» 非薬物療法（減塩を含む食生活改善、生活習慣の改善、適度な運動） の遵守状況の把握と指導

» 気温変動による血圧の変化に注意する

» 多剤併用によるアドヒアランス低下・相互作用に注意

» 自動車の運転など危険を伴う機械の操作にあたっては、急な 降圧によるふらつきなどの出現の可能性を十分に説明し、で きる限り従事しないよう指導する

起立性低血圧
Orthostatic hypotension

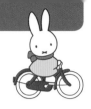

主な症状と治療法

　仰臥位または坐位から立位への体位変換に伴い、起立3分以内に収縮期血圧が20mmHg以上低下するか、または収縮期血圧の絶対値が90mmHg未満に低下、あるいは拡張期血圧の10mmHg以上の低下が認められる場合をいう。立ちくらみやめまいの他、失神を起こすこともある。治療は、これらの症状をもたらす血圧低下を軽減させ、QOLの低下を予防することを目的に、生活指導や失神回避法を含む非薬物療法と薬物療法を行う。

　［250頁 表9. 循環器疾患治療薬 参照］

治療に使われる主な薬と使い方

副腎皮質ステロイド

» **一般名** フルドロコルチゾン／**商品名** フロリネフ 錠

用法用量 1日0.02-0.1mg　1日2-3回

特徴 循環血液量を増加させ静脈還流の減少を予防し、α受容体の感受性を高める

副作用 高血圧、高ナトリウム血症、低カリウム血症、浮腫

α刺激薬

» **一般名** ミドドリン／**商品名** メトリジン 錠

用法用量 1回1錠　1日2回

特徴 末梢血管を収縮させ静脈還流減少を予防し、反射性血管拡張に拮抗して血圧低下を予防

副作用 頭痛、悪心、腹痛

🍒 αβ刺激薬

» **一般名** エチレフリン／ **商品名** エホチール 錠

用法用量 1回1-2錠　1日3回

特徴 α_1 および β アドレナリン受容体に作用して交感神経を刺激することで心筋の収縮力を増強し、容量血管の収縮により静脈還流量が増加し心拍出量が増加する

副作用 心悸亢進、口渇、悪心

🍒 アドレナリン作動薬

» **一般名** アメジニウム／ **商品名** リズミック 錠

用法用量 1回10mg　1日2回

特徴 全末梢血管抵抗増加と心拍出量増加作用

副作用 動悸、頭痛、嘔気・嘔吐など

看護&観察のポイント

» 自覚症状と食事、運動、入浴、飲酒、排尿・排便を把握する

» 病歴、合併症を確認する（糖尿病、神経疾患、内分泌疾患：低血圧の要因。甲状腺機能亢進症：ミドドリン、エチレフリン、アメジニウムは禁忌。褐色細胞腫：ミドドリン、アメジニウムは禁忌）

» 血圧低下の誘因となる併用薬の有無を確認する（降圧薬、前立腺疾患治療薬としてのα遮断薬、硝酸薬、利尿薬など）

» 急激な起立の回避、誘因となるもの（脱水、過食、飲酒など）を回避する、適切な水分・塩分摂取（高血圧症がなければ水分2-3L/日および塩分10g/日）などの非薬物療法を指導する

» 高ナトリウム血症、低カリウム血症、浮腫の出現の有無を観察する（フルドロコルチゾン）

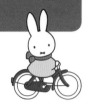

循環器疾患

急性冠症候群
Acute coronary syndrome

🐾 主な症状と治療法

　冠動脈粥腫（プラーク）の破綻とそれに伴う血栓形成により冠動脈内腔が急速に狭窄、閉塞し、心筋が虚血、壊死に陥る病態を示す症候群。不安定狭心症（UA）、急性心筋梗塞（AMI）、虚血による心臓突然死を包括した疾患概念である。症状は前胸部や胸骨後部の重苦しさ、圧迫感、絞扼感、息がつまる感じ、焼け付くような感じと表現されることが多いが、単に不快感として訴えられることもある。治療は、ステントを用いた経皮的冠動脈インターベンション（PCI）、血栓溶解療法の急性期治療と食事・運動・薬物療法などの二次予防がある。

🐾 治療に使われる主な薬と使い方

🍒 血栓溶解療法

» 一般名 **モンテプラーゼ**／商品名 クリアクター 注
　用法用量 27,500単位/kg　800,000単位/分で投与
　特徴 発症12時間以内で、最初の接触から2時間以内にPCIが施行できないことが予想される患者に対して行う
　副作用 出血、再灌流不整脈

🍒 二次予防例

　一般名／商品名／用法用量
» ① **アスピリン**／バイアスピリン 錠／1日1回1錠100mg
» ② **クロピドグレル**／プラビックス 錠／1日1回1錠75mg
» ③ **プラスグレル**／エフィエント 錠／1日1回1錠3.75mg

※ステント留置後は①+②あるいは①+③を3-12ヶ月併用する

特徴〈①-③共通〉ステント挿入後のステント血栓症予防

副作用〈①-③共通〉出血、胃・十二指腸潰瘍

» ④ **一般名 カルベジロール／商品名** アーチスト 錠

用法用量 1錠1.25mg　1回1錠　1日2回から開始

特徴 β遮断薬。左室収縮能の低下例（LVEF40％以下）で、禁忌（急性心不全、不安定な血行動態、高度房室ブロックなど）が存在しない場合に限り投与する

副作用 徐脈、血圧低下、心不全の悪化

» ⑤ **一般名 ペリンドプリル／商品名** コバシル 錠

用法用量／特徴／副作用 [250頁 表9. 循環器疾患治療薬 参照]

» ⑥ **一般名 ロスバスタチン／商品名** クレストール 錠

用法用量／特徴／副作用 [154頁「脂質異常症」参照]

看護&観察のポイント

» バイタルサイン、心電図モニターを確認する
» 抗血小板薬の永続的服用の必要性を説明する
» 抗血小板薬による出血症状（歯肉出血、消化管出血）の早期発見と発現時の対応を説明する
» 二次予防のため食事、運動、禁煙、節酒、体重管理などの生活習慣の改善を指導する

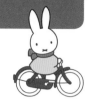

冠攣縮性狭心症
かんれんしゅくせいきょうしんしょう

Vasospastic angina

🐾 主な症状と治療法

　心臓の表面を走行する比較的太い冠動脈が一過性に異常に収縮し冠血流を低下させ、心筋虚血をひき起こす状態。症状は前胸部、特に胸骨下の中央部の圧迫感、絞めつけられるような感じ、つまるような感じで、夜間から早朝にかけての安静時に出現することが多く、痛みの持続時間は数分から15分程度である。痛みはしばしば頸、顎や左肩などに放散し、左肩から上腕がしびれ，力が抜けるなどの訴えを伴うことがある。治療は、禁煙などの生活習慣の是正やCa拮抗薬、硝酸薬などが有効である。

　［250頁 表9. 循環器疾患治療薬 参照］

🐾 治療に使われる主な薬と使い方

🧄 発作時

(一般名)(商品名)(用法用量)(特徴)

» ① **ニトログリセリン**／ニトロペン 錠／1回1錠　5分経過しても効果が見られない場合はさらに1錠追加／舌下で溶解させ、口腔粘膜より吸収されて速やかに効果を発現する

» ② **ニトログリセリン**／ミオコールスプレー ス／1回1噴霧　5分経過しても効果が見られない場合はさらに1噴霧追加／口腔内が乾燥している場合や意識レベルの低下した状況においても投与可能

(副作用)〈①②共通〉起立性低血圧、血圧低下

🍒 発作の予防

一般名 / 商品名 / 用法用量

- » ① **一硝酸イソソルビド**／アイトロール 錠／1回1錠　1日2回
- » ② **硝酸イソソルビド**／ニトロールR カ／1回1C　1日2回
- » ③ **ニフェジピン**／アダラートCR 錠／1日1回1錠
- » ④ **ベニジピン**／コニール 錠／1回1錠　1日2回
- » ⑤ **ニコランジル**／シグマート 錠／1回1錠　1日3回

特徴〈①②共通〉攣縮が誘発される冠動脈ではCa拮抗薬よりも
血管拡張作用が大きい
〈③④共通〉冠攣縮性狭心症治療の第一選択薬
⑤選択的な冠動脈拡張作用と抗冠攣縮作用を有する

副作用〈①-④共通〉血圧低下
〈①②共通〉起立性低血圧　〈③④⑤共通〉頭痛

看護&観察のポイント

- » 禁煙、節酒を勧め、適正体重を維持する
- » 過労、精神的ストレスを回避する
- » 血圧を管理する
- » 脂質異常症を是正する
- » 耐糖能異常を発症している場合には食事療法、運動療法を行いながら適正な血糖管理を行う
- » ニトログリセリンは飲み込むと効果がないことを説明する

慢性心不全
Chronic heart failure

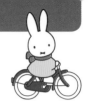

主な症状と治療法

　心不全とは、血液を送り出す"ポンプ"である心臓の機能が破綻することによって、息切れ、易疲労感、食欲不振、下腿浮腫、体重増加、意識障害などの症状が出現している状態である。LVEFの低下した心不全では下記の治療を、LVEFが保たれた心不全に対しては原疾患に対する治療を基本とする。

[250頁 表9. 循環器疾患治療薬 参照]

治療に使われる主な薬と使い方

β遮断薬

　一般名 ／ 商品名 ／ 用法用量

» ① **カルベジロール**／アーチスト 錠／1錠1.25mg　1回1錠
　1日2回より開始

» ② **ビソプロロール**／メインテート 錠／1日1回1錠0.625mg
　より開始

　特徴 〈①②共通〉交感神経抑制による生命予後改善効果

　副作用 〈①②共通〉徐脈、血圧低下、心不全の悪化

アンジオテンシン変換酵素（ACE）阻害薬

» 一般名 **エナラプリル**／商品名 レニベース 錠

　用法用量 ／ 特徴 ／ 副作用 [130頁「高血圧症」参照]

アンジオテンシンⅡ受容体拮抗薬（ARB）

» 一般名 **カンデサルタン**／商品名 ブロプレス 錠

　用法用量 ／ 特徴 ／ 副作用 [250頁 表9. 循環器疾患治療薬 参照]

💊ミネラルコルチコイド受容体拮抗薬（MRA）

» 一般名 **スピロノラクトン**／商品名 アルダクトンA 錠・細

用法用量 1錠25mg　1日1回0.5-1錠より開始

特徴 NYHA Ⅱ以上、LVEF<35％に使用

副作用 高カリウム（K）血症、女性化乳房

💊利尿薬

一般名／商品名／用法用量

» ① **フロセミド**／ラシックス 錠／1錠40mg　1回1-2錠　1日1回

» ② **アゾセミド**／ダイアート 錠／1錠60mg　1日1回1錠

» ③ **トルバプタン**／サムスカ OD／1錠7.5mg　1日1回1-2錠

特徴〈①②共通〉利尿作用によるうっ血、浮腫などの症状軽減

副作用〈①②共通〉脱水、血圧低下、口渇、電解質異常、低K血症、低ナトリウム（Na）血症　③高Na血症

看護&観察のポイント

» バイタルサイン、副作用を確認する

» 毎日の体重測定、塩分・水分制限、禁煙、節酒、適切な運動などの生活改善を指導する

» 服薬、体重、食事管理の状況を確認する（心不全手帳を活用する）

» 症状増悪時の対処法を説明する

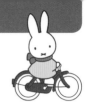

循環器疾患

心房細動
Atrial fibrillation

主な症状と治療法

　心房内に複数のリエントリーが無秩序に存在するため、心房が統率のない興奮に陥っている状態。心房収縮の消失は心房内の血流低形成化をきたし、血栓形成の原因となる。症状としては脈の不整、動悸、息切れ、胸部不快感などがある。急性期には適切な心拍数調節または洞調律維持を行い、血行動態を安定させる。その後、脳梗塞のリスクを評価し、リスクのある患者には経口抗凝固薬を投与する。[250頁 表9. 循環器疾患治療薬 参照]

治療に使われる主な薬と使い方

抗凝固療法

一般名 ／ 商品名 ／ 用法用量

» ① **ワルファリン**／ワーファリン 錠 ／1錠1mg　1回1-5錠
　　1日1回

» ② **ダビガトラン**／プラザキサ 力 ／1C75mg　1回2C　1日2回

» ③ **エドキサバン**／リクシアナ 錠 ／1日1回1錠60mg

» ④ **アピキサバン**／エリキュース 錠 ／1錠5mg　1回1錠
　　1日2回

» ⑤ **リバーロキサバン**／イグザレルト 錠 ／1日1回1錠15mg

特徴 ①PT-INR値 1.6-2.6 を目標
　　　〈②-⑤共通〉腎機能により要用量調節

副作用 〈①-⑤共通〉出血　②食道炎

心拍数調整療法：β遮断薬

一般名 ／ **商品名** ／ **用法用量**

» ① **カルベジロール**／アーチスト 錠／1日1回1錠5mgから開始
» ② **ビソプロロール**／ **商品名** メインテート 錠／1日1回1錠
2.5mgから開始

特徴 〈①②共通〉心拍数調節療法の第一選択薬

副作用 〈①②共通〉徐脈、血圧低下、心不全の悪化

心拍数調整療法：非ジヒドロピリジン系Ca拮抗薬

一般名 ／ **商品名** ／ **用法用量**

① **ベラパミル**／ワソラン 錠／1錠40mg　1回1錠　1日3回
② **ジルチアゼム**／ヘルベッサーR 力／1日1回1C100mg

特徴 〈①②共通〉房室伝導抑制による徐脈効果

副作用 〈①②共通〉徐脈、うっ血性心不全、血圧低下

洞調律維持療法

一般名 ／ **商品名** ／ **用法用量** ／ **特徴**

» ① **フレカイニド**／タンボコール 錠／1錠50mg　1回1錠
1日2回／発作性心房細動に適用
» ② **ベプリジル**／ベプリコール 錠／1錠50mg　1回1錠　1日
2回／持続性心房細動に適用

副作用 〈①②共通〉催不整脈作用（QT延長、動悸、徐脈）

看護&観察のポイント

» 病歴・合併症を確認する
» バイタルサイン、心電図モニターを確認する
» 抗凝固薬による出血症状、抗不整脈薬による催不整脈作用の
早期発見と発現時の対応を説明する

2

疾患とその薬　循環器疾患

肺高血圧症
Pulmonary hypertension

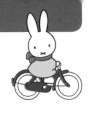

主な症状と治療法

　安静時に右心カテーテル検査を用いて実測した肺動脈圧の平均値が25mmHg以上の場合に、肺高血圧症と定義されている。肺動脈性肺高血圧症（PAH）、左心性心疾患に伴う肺高血圧症、肺疾患および/または低酸素血症に伴う肺高血圧症、慢性血栓塞栓性肺高血圧症（CTEPH）、詳細不明な多因子のメカニズムに伴う肺高血圧症に分類される。自覚症状としては、労作時息切れがもっとも特徴的で早期に現れる。易疲労感や胸痛、失神などもみられる他、動悸や咳嗽、喀血などを認めることもある。

　PAHの治療は、血行動態の改善（平均肺動脈圧の正常化）を目標に、一般的な支持療法（在宅酸素療法、抗凝固療法、利尿剤、強心薬など）と作用機序の異なる3種類の肺血管拡張薬を単剤または併用で使用する。通常の治療で効果が見られない場合は、心肺同時移植や肺移植を考慮する。PAH、CTEPH以外の治療は肺高血圧の誘因疾患の治療が優先される。[250頁 表9. 循環器疾患治療薬 参照]

治療に使われる主な薬と使い方

PAHの治療：下記のいずれかを用いて治療を開始する

一般名 ／ **商品名** ／ **用法用量**

» ① **セレキシパグ**／ウプトラビ 錠／1錠0.2mg　1回1錠　1日2回

» ② **アンブリセンタン**／ヴォリブリス 錠／1錠2.5mg　1日1回2錠

» ③ **マシテンタン**／オプスミット 錠／1錠10mg　1日1回1錠

» ④ **タダラフィル**／アドシルカ錠／1錠20mg　1日1回2錠

特徴〈②③共通〉エンドセリン受容体拮抗薬（ERA）
①プロスタグランジン系の経口肺血管拡張薬　②薬物相互作用が少ない　③組織移行性と組織親和性が高く、副作用が少ない　④ホスホジエステラーゼ5（PDE5）阻害薬。CYP3A4代謝に関与する薬剤との併用時には注意

副作用〈②③共通〉貧血、肝機能障害、出血、頭痛、めまい、浮腫　①頭痛、下痢、悪心、嘔吐、血圧低下　④頭痛、悪心、潮紅

CTEPH の治療

» **一般名 リオシグアト**／**商品名** アデムパス錠

用法用量 1錠1mg　1回1錠　1日3回

特徴 可溶性グアニル酸シクラーゼ（sGC）刺激剤。肺血管拡張作用。外科的治療の適応がない、外科的治療後に残存あるいは再発した場合に投与

副作用 頭痛、めまい、消化不良、低血圧

看護&観察のポイント

» 併用薬を確認する（PDE5阻害薬は硝酸薬、sGC刺激剤と併用禁忌、ERAやPDE5阻害薬はCYP3A4誘導薬、阻害薬と併用禁忌あり）
» 避妊を指導する（妊娠・出産時の死亡率は改善傾向にあるものの依然として高い）
» インフルエンザワクチンや肺炎球菌ワクチンの予防接種を勧める
» 社会的・心理的なサポートを行う

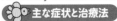

循環器疾患

肺血栓塞栓症／深部静脈血栓症
Pulmonary thromboembolism/Deep vein thrombosis

主な症状と治療法

　肺血栓塞栓症（PTE）は肺動脈が血栓塞栓子により閉塞する疾患。深筋膜より深い部分を走行する深部静脈に生じた血栓症を深部静脈血栓症（DVT）と呼んでいる。PTEの症状は呼吸困難、胸痛、頻呼吸などで、DVTの症状は腫脹、疼痛、色調変化などである。急性PTEの治療は抗凝固療法ならびに血栓溶解療法で、より重篤な症例では、カテーテル治療や外科的血栓摘除術を選択する。急性PTEとその塞栓源となるDVTは、一つの疾患が異なる形で現れたものであり、両疾患の治療法は基本的には同じである。

治療に使われる主な薬と使い方

🧄 遺伝子組換え組織プラスミノーゲンアクチベータ

» **一般名** モンテプラーゼ／**商品名** クリアクター 注

用法用量 13,750〜27,500IU/kg　800,000IU/分で投与

特徴 血行動態的に不安定な急性PTEに対して使用

副作用 出血、アレルギー、悪心、嘔吐、筋肉痛、頭痛

🧄 未分画ヘパリン

» **一般名** ヘパリンナトリウム

商品名 ヘパリンナトリウム5,000単位 注

用法用量 80単位/kg　あるいは5,000単位を単回静脈投与し、以後18単位/kg/時間の持続静注　活性化部分トロンボプラスチン時間が1.5〜2.5倍になるように調節

特徴 硫酸プロタミンによる迅速な中和が可能

副作用 出血、ヘパリン起因性血小板減少症

🦴 Xa阻害薬

» **一般名** フォンダパリヌクス／**商品名** アリクストラ 注

用法用量 1シリンジ5mg　1日1回　皮下注

〈体重50kg未満〉1回5mg

〈体重50-100kg〉1回7.5mg

〈体重100kg超〉1回10mg

特徴 シリンジ製剤。作用の個人差少。モニタリングが不要

副作用 出血、肝機能障害

🦴 経口抗凝固薬

一般名 ／ **商品名** ／ **用法用量**

» ① **ワルファリン**／ ワーファリン 錠／1錠1mg　1回3-5錠
1日1回から開始

» ② **エドキサバン**／リクシアナ 錠／1錠60mg　1日1回1錠

» ③ **アピキサバン**／エリキュース 錠／1錠5mg　1回2錠で1
日2回を1週間、その後1回1錠を1日2回

» ④ **リバーロキサバン**／イグザレルト 錠／1錠15mg　1回1錠
で1日2回を3週間、その後1日1回1錠

※①と②は初期から単剤で用いることは避ける

特徴 〈②-④共通〉腎機能により要用量調節

①PT-INR値 2.0-3.0（70歳以上では 1.6-2.6）を目標値とする

副作用 〈①-④共通〉出血

看護&観察のポイント

» 治療開始後の下肢の状態、呼吸状態・意識レベルを確認

» 抗凝固薬による出血症状（歯肉出血、消化管出血）の早期発見と
発現時の対応を説明する

末梢閉塞性動脈疾患

Peripheral arterial disease

主な症状と治療法

　冠動脈以外の末梢動脈である大動脈、四肢動脈、頸動脈、腹部内臓動脈、腎動脈の閉塞性疾患。閉塞様式は、他の部位に生じた血栓などが遊離して末梢の動脈閉塞を起こす動脈塞栓症や、血管内膜病変部に急速に形成される動脈血栓症などが原因の急性動脈閉塞と動脈硬化や血管炎などが原因の慢性動脈閉塞がある。症状は、急性動脈閉塞では疼痛、脈拍消失、蒼白、知覚鈍麻、運動麻痺、虚脱などで、慢性動脈閉塞では間歇性跛行、安静時疼痛などである。急性動脈閉塞ではバルーンカテーテルを用いた塞栓血栓除去、経カテーテル血栓溶解療法、経皮的血栓吸引療法などを行う。慢性動脈閉塞では全身の動脈硬化に対するリスクファクターの治療と生活習慣の改善が基本的治療であり、間歇性跛行を有する患者に対しては運動療法と薬物療法を行っても十分な効果が得られない場合に血行再建術を考慮する。

治療に使われる主な薬と使い方

間歇性跛行に対する薬物療法

　一般名／商品名／用法用量／特徴／副作用

» ① **サルポグレラート**／アンプラーグ錠／1回100mg　1日3回／セロトニン5-HT$_{2A}$選択的阻害薬／嘔気、胸やけ、腹痛

» ② **アルプロスタジル**／パルクス5μg戸／1回1-2A　1日1回／PGE1製剤／血管痛、注射部発赤、下痢、嘔気

» ③ **シロスタゾール**／プレタール錠／1回100mg　1日2回／抗血小板薬／うっ血性心不全、出血、頭痛、動悸

🔔血行再建後の薬物療法：再建血管の開存性向上のために投与

一般名／商品名／用法用量

» ① **アスピリン**／バイアスピリン錠／1回100mg　1日1回
» ② **クロピドグレル**／プラビックス錠／1回75mg　1日1回
» ③ **シロスタゾール**／プレタール錠／1回100mg　1日2回

特徴〈①②共通〉心血管イベントの抑制と再建血管の開存性向上　③ステント留置後の再狭窄予防効果

副作用〈①②共通〉出血、胃・十二指腸潰瘍　③うっ血性心不全、出血、頭痛、動悸

🔔全身の動脈硬化に対するリスクファクターの治療

［154頁「脂質異常症」、130頁「高血圧」、150頁「糖尿病」参照］

看護&観察のポイント

» 病歴、合併症を確認する（シロスタゾールはうっ血性心不全に禁忌）
» 下肢の状態（潰瘍形成の危険性がないか）を観察する
» 生活習慣（食事・運動、禁煙）の改善、合併症の管理を指導する
» 抗血小板薬による出血症状（歯肉出血、消化管出血）の早期発見と発現時の対応を説明する
» 一過性の頭痛（シロスタゾール）の出現について説明する

感染性心内膜炎
Infective endocarditis

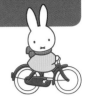

🐾 主な症状と治療法 ......

　弁膜や心内膜などに疣腫を形成し、菌血症、血管塞栓などの多彩な臨床症状を呈する。ほとんどの症例で発熱が認められ、寒気や振戦、食欲不振および体重減少、易疲労感を伴う。早期に適切な抗菌薬を高用量かつ長期間投与するが、原因菌の検索には数日を要するため経験的（エンピリック）に抗菌薬を開始する。年齢や既往歴、合併症、腎機能などの患者背景やメチシリン耐性黄色ブドウ球菌（MRSA）保菌歴などを確認し、以下の点に注意し選択する。①発症が急性か亜急性か、②市中発症か院内発症か、③敗血症としての重症度、④自己弁か人工弁か、⑤原因菌として頻度の高い菌種（連鎖球菌、黄色ブドウ球菌など）をカバーしているか。原因菌が判明すればその菌種に抗菌力のある薬剤を投与する。[234頁 表1. 抗菌薬 参照]

🐾 治療に使われる主な薬と使い方 ......

🦴 **自己弁**：ペニシリン（PC）過敏症の有無で組み合わせる

» ① 一般名 **スルバクタム・アンピシリン**／商品名 ユナシンS 注
　　用法用量 1回3g　1日3-4回
　　特徴 PC過敏症がなければ基本薬とする。②または⑤と組合せ。MRSA疑いならダプトマイシンと併用
　　副作用 下痢、発疹、AST/ALT上昇

» ② 一般名 **セフトリアキソンNa**／商品名 ロセフィン 注
　　用法用量 1日1回2g
　　特徴 PC過敏症ありなら③と併用

副作用 胆泥/胆石、下痢、AST/ALT上昇

» ③ **一般名** **ダプトマイシン** ／ **商品名** キュビシン 注

用法用量 1日1回6mg/kg

※ガイドラインでは1回8-10mg/kg（適応外）

特徴 MRSA疑い例で①と併用

副作用 血中クレアチニンキナーゼ上昇、好酸球増加、下痢

» ④ **一般名** **バンコマイシン** ／ **商品名** 塩酸バンコマイシン 注

用法用量 1回1g、または1回15mg/kgを1日2回

特徴 PC過敏症があり腸球菌疑い例では⑤と併用

副作用 レッドマン症候群、腎機能障害、第8脳神経障害、下痢

» ⑤ **一般名** **ゲンタマイシン** ／ **商品名** ゲンタシン 注

用法用量 1日1回2-3mg/kg、

または1回1mg/kgを1日2-3回

特徴 ①と併用

副作用 腎機能障害、第8脳神経障害、AST/ALT上昇

 人工弁

［自己弁 参照］

用法用量 上記の③+①または②、④+⑤の中から選択する

看護&観察のポイント

» バイタルサイン、副作用 を確認する

» 症状の急速な悪化に注意。敗血症や心不全の徴候を観察

» ダプトマイシンは泡立ちやすいため、溶解方法に注意する

» ［098頁「市中肺炎」、100頁「院内肺炎」参照］

糖尿病
Diabetes

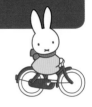

🐾 主な症状と治療法

　インスリン作用の不足による慢性の高血糖状態を主徴とする代謝疾患群。口渇、多飲、多尿、体重減少などの特徴的な症状と進行に伴い慢性合併症（網膜症、腎症、神経障害）の発症リスクが高まる。全身の動脈硬化による心筋梗塞や脳梗塞、下肢閉塞性動脈硬化症、易感染、膵・肝の悪性腫瘍発症リスク増大など多面的な併発疾患との関連が指摘されている。合併症と併発疾患の発症を防ぎ、健常人と変わらない生活を送るために食事療法、運動療法を基本に薬物療法を追加する。[257頁 表11. 糖尿病治療薬 参照]

🐾 治療に使われる主な薬と使い方

🧄 スルホニル尿素（SU）薬

» **一般名** グリメピリド／**商品名** アマリール 錠・OD

用法用量 1日0.5-1mgから開始　最大6mg　1-2回分服

特徴 インスリン分泌促進。血糖降下作用強力

副作用 低血糖、肝機能障害

🧄 グリニド薬

» **一般名** レパグリニド／**商品名** シュアポスト 錠

用法用量 1回0.25mgから開始　最大1回1mg　1日3回　食直前

特徴 速効性インスリン分泌促進。作用時間は短い

副作用 低血糖、肝機能障害

🍒 ビグアナイド（BG）薬

» **一般名** メトホルミン／**商品名** メトグルコ 錠

用法用量 1日500mgから開始　最大2,250mgまで　2-3回分服

特徴 インスリン抵抗性改善

副作用 乳酸アシドーシス、低血糖、下痢

🍒 チアゾリジン系薬

» **一般名** ピオグリタゾン／**商品名** アクトス 錠

用法用量 1日1回15-30mg　最大45mg

特徴 インスリン抵抗性改善。肝からの糖の放出抑制

副作用 肝機能障害、浮腫、心不全発症・増悪

🍒 α-グルコシダーゼ阻害薬（α-GI）

» **一般名** ボグリボース／**商品名** ベイスン 錠・OD錠

用法用量 1回0.2mg　1日3回　毎食直前

特徴 食後過血糖改善。低血糖時にはブドウ糖で対処

副作用 腹部膨満感、下痢、放屁、低血糖

🍒 DPP-4阻害薬

» **一般名** シダグリプチン／**商品名** ジャヌビア 錠

用法用量 1日1回50mg

特徴 インスリン分泌促進・グルカゴン分泌抑制
　　　　単独投与では低血糖のリスクが少ない

副作用 低血糖、腸閉塞、類天疱瘡

🍒 SGLT2阻害薬

» **一般名** エンパグリフロジン／**商品名** ジャディアンス 錠

用法用量 1日1回10mg

特徴 尿糖排泄促進。体重の減少も認められる

副作用 多尿、脱水、尿路感染症、低血糖

🧄 超即効型インスリン製剤

» **一般名** **インスリンアスパルト**／**商品名** ノボラピッド 注

用法用量 1回2-20単位　毎食直前　皮下注

特徴 作用時間が短く、食後高血糖を抑える

副作用 低血糖

🧄 持効型インスリン製剤

» **一般名** **インスリングラルギン**／**商品名** ランタス 注

用法用量 1回4-20単位　1日1-2回　皮下注

特徴 作用持続時間が長く、基礎インスリン分泌を補充

副作用 低血糖

🧄 GLP-1受容体作動薬

» **一般名** **デュラグルチド**／**商品名** トルリシティ 注

用法用量 1日1回0.75mg　皮下注

特徴 インスリン分泌促進・グルカゴン分泌抑制

副作用 消化器症状、低血糖

🧄 慢性合併症（網膜症）用薬

» **一般名** **アフリベルセプト**

商品名 アイリーア 注

用法用量 1回2mg（0.05mL）　1ヶ月毎連続5回硝子体内投与、
　　　　　その後2ヵ月毎に1回硝子体内投与

特徴 抗VEGF製剤。糖尿病黄斑浮腫に適用

副作用 眼圧上昇などの眼障害、脳卒中など

🧄 慢性合併症（腎症）用薬　[250頁 表9. 循環器疾患治療薬 参照]

» ① **一般名** **イミダプリル**／**商品名** タナトリル 錠

用法用量 1日1回5mg

特徴 1型糖尿病に伴う腎症

副作用 血管浮腫、血小板減少、急性腎障害など

» ② **一般名** ロサルタン／ **商品名** ニューロタン 錠

用法用量 1日1回50mg

特徴 蛋白尿を伴う2型糖尿病における糖尿病性腎症

副作用 血管浮腫、貧血、急性腎障害など

慢性合併症（神経障害）用薬

» ① **一般名** エパルレスタット／ **商品名** キネダック 錠

用法用量 1回50mg　1日3回　食前

特徴 アルドース還元酵素阻害作用。中等症以下早期

副作用 血小板減少症、肝機能障害など

» ② **一般名** プレガバリン／ **商品名** リリカ 錠

用法用量 1日150mg　分2から開始　1日300mgまで漸増

特徴 γアミノ酪酸誘導体。中等症以上疼痛に適応

副作用 心不全、肺水腫、めまい、傾眠など

看護&観察のポイント

» 低血糖症状の説明と対処法指導は必須

» シックデイルールの説明・指導

» インスリン自己注射では保管方法や懸濁方法（混合製剤）、注射針の廃棄方法について十分指導する

» ヨード造影検査時はメトホルミン服用の有無確認

» 高齢者は服薬状況を確認し急性合併症発症を予防する

» エパルレスタットには尿の着色（黄褐色～赤色）あり

» プレガバリンの急激な中止は禁止。肥満傾向あり

用語の説明 シックデイルール➡急性疾患罹患時の対処法

脂質異常症
Dyslipidemia

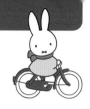

主な症状と治療法

　脂質異常症とは、血液中のLDLコレステロール・中性脂肪が高い、またはHDLコレステロールが低い状態。動脈硬化性疾患の原因疾患の一つ。自覚症状がない場合が多い。食事運動療法、生活習慣の改善が重要であり、効果が不十分の場合には薬物治療を考慮する。[264頁 表16. 脂質異常症治療薬 参照]

治療に使われる主な薬と使い方

HMG-CoA還元酵素阻害剤（スタチン系）

» **一般名** ロスバスタチン／**商品名** クレストール 錠

用法用量 1回2.5mg-5mg　1日1回　1日20mgまで　腎機能により調節

特徴 高LDL-C血症の第一選択薬

副作用 肝機能障害・めまい・ほてり・浮腫・動悸など

フィブラート系薬剤

» **一般名** ベザフィブラート徐放錠／**商品名** ベザトールSR 錠

用法用量 1回200mg　1日2回　朝夕食後内服　腎機能障害患者・高齢者は適宜減量

特徴 主に高TG血症で使用。

副作用 クレアチニン上昇・BUN上昇・腹痛・嘔吐など

小腸コレステロールトランスポーター阻害薬

» **一般名** エゼチミブ／**商品名** ゼチーア 錠

（用法用量）1日1回10mg

（特徴）食事由来のコレステロールの吸収を阻害。スタチンとの合剤あり

（副作用）便秘・下痢・腹痛・γ-GTP上昇・ALT上昇など

🍒 EPA製剤

» （一般名）**オメガ-3脂肪酸エチル**／（商品名）ロトリガ[カ]

（用法用量）1日1回2g　食直後　TG高値時　1日2回まで増量可

（特徴）DHA・EPA製剤。他の抗脂質異常症薬と併用可

（副作用）下痢・発疹・肝機能障害など

🍒 ヒト型抗PCSK9モノクローナル抗体製剤

» （一般名）**エボロクマブ**／（商品名）レパーサ[注]（皮下注）

（用法用量）2週間に1回140mg、または4週間に1回420mg

　　　　　FHホモ接合体：4週間に1回420mg

　　　　　LDL吸着法：2週間に1回420mgから開始可

（特徴）スタチン効果不十分。不適高LDL-C血症で使用

（副作用）糖尿病・注射部位反応・肝機能異常・筋肉痛など

看護&観察のポイント

» 横紋筋融解症の発症に注意する

» 妊娠・授乳の有無を確認する（使用できない薬剤あり）

» スタチン系とフィブラート系の併用は原則禁

» EPA製剤は手術・検査時などには休薬を検討

» エボロクマブは投与前30分程度、遮光状態で室温に戻す

» 注射部位は上腕部、腹部または大腿部

（用語の説明）　FH➡家族性高コレステロール血症　　　　**155**

高尿酸血症
Hyperuricemia

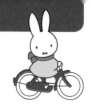

🐾 主な症状と治療法

　尿酸の産生過剰や排泄の低下によって血中の尿酸濃度が高まった状態（血清尿酸値＞7.0mg/dL）が高尿酸血症。食習慣や飲酒、運動、悪性腫瘍、ある種の医薬品などの環境要因と先天性プリン代謝異常などの遺伝性要因がある。自覚症状は認めないが、進行すると尿酸代謝障害に伴う関節への尿酸結晶の沈着（痛風発作）や腎障害、尿路結石を引き起こす。動脈硬化性疾患の危険因子でもあり脳・心血管系疾患や慢性腎臓病のリスクが増大する。飲酒制限を含めた食事などの生活指導を行い、改善しなければ薬物治療を行う。［262頁 表14. 高尿酸血症治療薬 参照］

🐾 治療に使われる主な薬と使い方

🧄 痛風発作治療薬：白血球・好中球作用阻止

» （一般名）**コルヒチン**／（商品名）**コルヒチン** 錠

（用法用量）〈痛風発作の寛解〉1日3-4mg　1日6-8回分服　重度下痢のため1日1.8mgまで

　〈病発予防〉1日0.5-1mg

　〈発作予感時〉1回0.5mg

（特徴）尿酸排泄作用なし／（副作用）腹痛、下痢、嘔吐、筋痙攣

🧄 尿酸排泄促進薬

» （一般名）**ベンズブロマロン**／（商品名）**ユリノーム** 錠

（用法用量）痛風：1回25-50mg　1日1回

　〈維持量〉1回50mg　1日1-3回

高尿酸血症：1回50mg　1日1-3回

特徴 長い半減期。適応は高尿酸血症を伴う高血圧症
肝障害、高度腎機能障害、腎結石に禁

副作用 重篤な肝障害（要肝機能検査6ヶ月）、胃腸障害、下痢

尿酸生成抑制薬

» ① **一般名** アロプリノール／**商品名** ザイロリック 錠

用法用量 1日200-300mg　2-3回分服

特徴 第一選択薬。がん化学療法時、口内炎予防に含嗽（適用外）

副作用 食欲不振、全身倦怠感、脱毛

» ② **一般名** フェブキソスタット／**商品名** フェブリク 錠

用法用量 1日1回10mgから開始し2週間後に20mg　6週以降に40mgまで漸増　最大60mg

特徴 がん化学療法に伴う適応あり。心血管疾患の増悪や新規発現に注意

副作用 肝機能障害、関節痛

尿酸分解酵素製剤

［094頁「抗がん剤有害対策（支持療法）」参照］

看護&観察のポイント

» 水分や野菜摂取奨励、飲酒を含めた食生活習慣改善指導
» 酸性尿、尿路結石例には尿アルカリ薬併用
» 腎障害時は薬剤の使用に注意する
» 痛風発作には非ステロイド性抗炎症薬（NSAIDs）や経口副腎皮質ステロイドが使われる
» 発作中は尿酸降下薬の開始または中止は不可

甲状腺機能亢進症

Hyperthyroidism

主な症状と治療法

甲状腺ホルモンの産生・分泌亢進により甲状腺ホルモン作用が過剰に発現する疾患。原因のほとんどはバセドウ病。症状は甲状腺腫による前頸部膨、頻脈、手指振戦、体重減少、発汗増加など。バセドウ病では上記に加え眼球突出や脛骨前粘液水腫がみられる。第一選択薬は抗甲状腺剤による内服治療で、その後病状などによって放射性ヨウ素治療や手術を検討する。

治療に使われる主な薬と使い方

抗甲状腺剤：甲状腺ホルモン生成阻害

» 一般名 **チアマゾール** ／ 商品名 メルカゾール 錠 ・ 注

用法用量 錠 :〈初期〉1日30mg 〈重症〉1日40-60mg 3-4回分服

注 :主に救急時に1回30-60mg 皮下・筋注・静注

特徴 バセドウ病治療（妊娠初期を除く）の第一選択薬

副作用 汎血球減少、無顆粒球症、掻痒等皮膚症状、劇症肝炎など

抗甲状腺剤：甲状腺ホルモン生合成抑制

» 一般名 **プロピルチオウラシル** ／ 商品名 チウラジール 錠

用法用量 初期：1日300mg

重症：1日400-600mg 3-4回分服

特徴 チアマゾールの使用が推奨されない場合に使用

副作用 無顆粒症、再生不良性貧血、劇症肝炎など

ヨウ素剤：甲状腺刺激ホルモンの作用減弱

» ① **一般名** ヨウ化カリウム／**商品名** ヨウ化カリウム

用法用量 1日5-50mg　1-3回分服　丸剤と散剤がある

特徴 抗甲状腺剤が使用できない場合や、甲状腺クリーゼなど重篤な症例、バセドウ病手術前、放射性ヨウ素内用療法前後に適用

副作用 長期連用でヨウ素中毒

» ② **一般名** ヨウ化ナトリウム「131I」／**商品名** ヨウ化ナトリウム 力

用法用量 甲状腺131I摂取率、推定甲状腺重量、有効半減期などをもとに適切な量（期待照射線量30〜70Gy）を算出し経口投与

特徴 安全使用の体制整備が必要

副作用 発疹、血球減少、咽頭浮腫

看護&観察のポイント

» 甲状腺治療薬は症状の改善後も長期間の服用が必要。自己判断による服薬中断・中止のないよう薬剤師などと連携する
» 抗甲状腺薬開始後少なくとも2ヶ月間は、定期的に血液検査と肝機能検査を行い、副作用をチェックする
» 服用中の突然の発熱、咽頭痛、関節痛、発疹、黄疸発生時はすぐに受診するよう指導する
» 妊娠中は治療が異なるので、妊娠希望の例では妊娠前から妊娠時の治療の変化を指導しておく
» β遮断薬は甲状腺中毒症の症状緩和に用いられる
» 甲状腺機能が正常になるまでは運動は制限する
» 喫煙はバセドウ病眼症を悪化させるので禁煙を勧める

甲状腺機能低下症
Hypothyroidism

🐾 主な症状と治療法

　甲状腺機能低下症は、血中の甲状腺ホルモン作用が必要よりも低下した状態。一般的に、無気力、疲労感、むくみ、寒がり、体重増加、動作緩慢、記憶力低下、便秘、声がれなどの症状があるが軽度では症状や所見に乏しいことも多い。

　甲状腺自体に原因がある原発性甲状腺機能低下症と、下垂体や視床下部の機能低下が原因の場合の中枢性甲状腺機能低下症がある。原発性甲状腺機能低下症で最も多いのは自己免疫疾患の一つである慢性甲状腺炎（橋本病）。一般的症状に加えびまん性甲状腺腫大（バセドウ病など他の原因を除く）、徐脈、心肥大、うつ状態、筋力低下、脱毛、皮膚乾燥、過多月経などがみられる。

　治療は、甲状腺ホルモン製剤を少量から補充する。

🐾 治療に使われる主な薬と使い方

🦴 甲状腺ホルモン製剤

» ① **一般名** レボチロキサシン ／ **商品名** チラーヂンＳ 錠・散・注

用法用量 初期量： 錠 1日1回25-100μg
散 1日1回10μg/kg
注 1日1回25μg/回

維持量： 錠 1日1回100-400μg
散 1日1回10μg/kg
注 1日1回50-150μg

特徴 合成チロキシン（T_4）、半減期が長く維持療法に適用

副作用 頻脈、動悸など

» ② **一般名** リオチロニン／**商品名** チロナミン 錠

　　用法用量 1日5-25μg より開始　漸増
　　　　　維持量：1日25-75μg

　　特徴 合成トリヨードサイロニン (T₃)。血中T₃値の変動が大き
　　　　いため補充療法には不向き

　　副作用 狭心症、うっ血性心不全など

看護&観察のポイント

» 服薬により普通の生活ができることを説明する

» 維持量到達までは数ヶ月かかることを説明しておく

» 甲状腺治療薬は症状が改善しても長期間の服用が必要なた
め、医師から指示があるまでは服用をやめないよう指導する

» 妊娠中は甲状腺ホルモンの需要が高くなるなど、妊娠初期は
治療が異なるので、妊娠希望の例では妊娠前から妊娠時の治
療の変化を指導しておく

» 高齢者や冠動脈疾患を有する例には慎重に内服を開始する

» 薬物相互作用により甲状腺ホルモンが変動することがあるた
め、併用薬を確認する

» 鉄剤、亜鉛含有胃潰瘍薬、アルミニウム含有制酸剤などは甲
状腺ホルモン製剤の吸収を阻害するので、内服間隔をあける
ことが必要である

» 昆布、ヨード卵、ヨウ素含有咳嗽液などヨウ素（ヨード）過
剰摂取によっても甲状腺機能低下を認めることがあるため、
日常生活の指導を行う

慢性腎臓病
Chronic Kidney Disease（CKD）

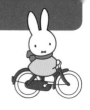

🐾 主な症状と治療法

　腎障害や腎機能の低下が持続する疾患。初期では症状を自覚することなく、進行により浮腫や貧血など腎機能低下による症状が現れる。治療は、蛋白尿を軽減し末期腎不全への進行を遅らせること、心血管疾患発症・重症化を抑制すること、代謝異常などの合併症を予防することを目的に、食事指導を含む生活習慣の改善と生活習慣病の適切な管理、全身の動脈硬化の予防を行う。腎機能を直接改善する薬剤はなく、病期に応じて蛋白尿をきたす疾患の治療薬と腎機能補助薬を用いる。

🐾 治療に使われる主な薬と使い方

🍒 腎障害を来す疾患用薬

　　一般名／商品名／特徴

- » ① **プレドニゾロン**／プレドニン 錠 など／副腎皮質ステロイド。糸球体腎炎に使用
- » ② **シクロスポリン**／ネオーラル 力 など／免疫抑制薬。糸球体腎炎難治例に使用
- » ③ **ロサルタン**／ニューロタン 錠／高血圧治療薬。RA系抑制、腎負荷軽減
- » ④ **シタグリプチン**／ジャヌビア 錠／糖尿病治療薬。腎症抑制
- » ⑤ **プラバスタチン**／メバロチン 錠 など／脂質異常症治療薬。腎機能悪化抑制
- » ⑥ **フェブキソスタット**／フェブリク 錠 など／高尿酸血症治療薬。腎機能悪化抑制

用法用量 ／ **副作用** ［244-264頁 ①表6. 副腎皮質ステロイド薬、②表7. 免疫調節・抑制薬、③表9. 循環器疾患治療薬、④表11. 糖尿病治療薬、⑤表14. 高尿酸血症治療薬、⑥表16. 脂質異常症治療薬 参照］

🍒 腎機能補助薬

一般名 ／ **商品名** ／ **用法用量** ／ **特徴**

» ① **エポエチン**／エポジン注（皮下注）／エリスロポエチン。腎性貧血
» ② **アルファカルシドール**／アルファロール力／活性型ビタミン D_3。尿蛋白増加抑制
» ③ **ポリスチレン**／カリメート散・DS・内／ポリスチレンとして1日15-30g　1日2-3回　1回量を水30-50mLに懸濁し経口投与／カリウム吸着薬。高カリウム血症是正
» ④ **球形吸着炭**／クレメジン力・細・錠／1回2g　1日3回／尿毒症毒素吸着薬。尿毒症症状の改善
» ⑤ **ビキサロマー**／キックリン力・顆／1回500mg 1日3回食前　最大1日7,500mg／リン吸着薬。高リン血症の改善

用法用量 ／ **副作用** ［①266頁 表17. 貧血治療薬、②275頁表24. 骨粗鬆症治療薬 参照］

副作用 ③腸管穿孔、腸閉塞、大腸潰瘍など　④便秘、食欲不振、悪心・嘔吐など　⑤便秘、便秘増悪、腸管穿孔、腸閉塞など

看護&観察のポイント

» 治療に伴う日常生活の変更や、治療継続によって生じる問題への具体的支援
» 薬物相互作用や用量の調整など、薬剤師の活用と連携強化

ネフローゼ症候群
Nephrotic syndrome

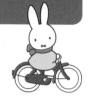

🐾 主な症状と治療法

　腎糸球体係蹄（毛細血管の壁）障害による蛋白透過性亢進による大量の尿蛋白漏出と漏出に伴う低蛋白（低アルブミン）血症を特徴とする症候群。低蛋白に伴う浮腫、体重増加、胸水・腹水、腎機能障害、脂質異常症や凝固線溶系異常とそれに伴う血栓症、免疫異常症とそれに伴う感染症など、様々な症状を伴う。副腎皮質ステロイド薬や免疫抑制薬、合併症治療薬などを用いた薬物療法と、生活・食事指導を行う。なお、一次性ネフローゼ症候群は難病に指定されている（指定難病222）。

　[244頁 表6. 副腎皮質ステロイド薬、245頁 表7. 免疫調節・抑制薬 参照]

🐾 治療に使われる主な薬と使い方

🧄 副腎皮質ホルモン薬

» ① (一般名) **プレドニゾロン** ／ (商品名) プレドニン 錠
　(用法用量) 初回は1日20-60mg　1日1-4回
　　　　　　2-4週毎に減量（5-10mgずつ）　20mgからはさらに緩徐に減量
　(特徴) 作用時間中、抗炎症作用がヒドロコルチゾンの4倍。電解質作用は比較的弱い。

» ② (一般名) **メチルプレドニゾロン** ／ (商品名) ソル・メドロール 注
　(用法用量) 1日1回500-1,000mg　3日間
　(特徴) ステロイドパルス療法に使用

» ③ **一般名** デキサメタゾン／**商品名** デカドロン 錠

用法用量 1日0.5-8mg　1日1-4回

特徴 長時間作用型

副作用 〈①-③共通〉易感染性、糖尿病、骨粗鬆症、消化性潰瘍
など

💊免疫抑制薬

» ① **一般名** シクロスポリン／**商品名** ネオーラル カ

用法用量 1日6mg/kg　1日2回

特徴 T細胞に特異的に作用。サイトカイン産生抑制

» ② **一般名** シクロホスファミド／**商品名** エンドキサン 錠

用法用量 1日50-100mg　8-12週

特徴 アルキル化薬、累積使用量制限あり（10g）

副作用 出血性膀胱炎、性腺抑制など

» ③ **一般名** ミゾリビン／**商品名** ブレディニン 錠

用法用量 1回50mg　1日3回

特徴 リンパ球以外の細胞への影響が少ない

副作用 骨髄機能抑制、高血糖など

副作用 〈①-③共通〉易感染症、腎障害、肝障害など

看護&観察のポイント

» ステロイド離脱症状を疑う場合は服薬遵守を確認

» 治療中は感染予防対策の指導と食事療法、日常生活指導を
行う

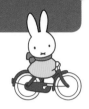

過活動膀胱

Over active bladder

🐾 主な症状と治療法

　下部尿路機能障害の一つ。尿意切迫感が必須の症状で、昼間頻尿や夜間頻尿を伴い、切迫性尿失禁は伴う場合と伴わない場合がある症状症候群。生活指導や膀胱訓練、骨盤底筋訓練などの行動療法と薬物療法を組み合わせて治療する。難治性症例では低侵襲外科的療法（A型ボツリヌス毒素膀胱壁内注入手術など）の適用が検討される。[263頁 表15. 泌尿器疾患治療薬 参照]

🐾 治療に使われる主な薬と使い方

🧄 抗コリン薬

» ① (一般名) **イミダフェン**
　(商品名) ウリトス 錠
　(用法用量) 1回0.1mg　1日2回　1日0.4mgまで可
　(特徴) 選択的M1受容体拮抗による抗コリン作用と選択的M3
　　　　受容体拮抗による膀胱収縮抑制作用
　(副作用) 急性緑内障など

» ② (一般名) **フェソテロジン**
　(商品名) トビエース 錠
　(用法用量) 1日1回4mg　1日8mgまで可
　(特徴) 抗コリン薬の中では高齢者に適す
　(副作用) 血管浮腫など

» ③ (一般名) **オキシブチニン** ／ (商品名) ネオキシテープ テ

用法用量 1日1回1枚　貼付

特徴 M3、M4受容体選択性高い。内服に比べ副作用は低減

副作用 血小板減少、麻痺性イレウスなど

副作用〈①-③共通〉口渇、便秘、眼調節障害、尿閉など

アドレナリンβ3受容体作動薬

» ① **一般名** ミラベグロン／**商品名** ベタニス錠

用法用量 1日1回50mg

特徴 徐放性製剤。生殖可能年齢層には不向き

副作用 尿閉、口内乾燥、高血圧、白血球減少、肝機能障害など

» ② **一般名** ビベグロン／**商品名** ベオーバ錠

用法用量 1日1回50mg

特徴 併用禁・相互作用が少ない。年齢層制限なし

副作用 傾眠、羞明、口内乾燥、肝機能障害など

筋弛緩薬

» **一般名** A型ボツリヌス毒素／**商品名** ボトックス注

用法用量 1日1回100単位を排尿筋に分割注射

特徴 日帰り手術可。長期間の局所筋弛緩作用

副作用 尿閉、尿路感染、痙攣発作など

看護&観察のポイント

» 尿漏れパッドやリハビリパンツなどの相談を受ける

» 患者の心理に配慮し、過活動膀胱症状質問票を活用する

» 市販薬購入時は抗コリン薬の口渇対策について薬剤師に相談
するよう指導

尿路感染症
Urinary tract infection

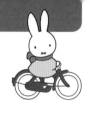

主な症状と治療法

　膀胱炎と腎盂腎炎に分類され、原因の多くが直腸常在菌である感染症。膀胱炎の臨床症状は頻尿、排尿痛、尿混濁、残尿感、膀胱部不快感など。腎盂腎炎ではそれらに加え発熱、全身倦怠感などの全身症状と腰背部痛（叩打痛）の局所症状が出現する（自覚しない場合もある）。悪心、嘔吐など消化器症状を認めることも多い。抗菌薬投与を行い、原因菌により抗菌薬を選択する。[234頁 表1. 抗菌薬 参照]

治療に使われる主な薬と使い方

ニューキノロン系薬

» ① 一般名 トスフロキサシン／ 商品名 オゼックス 錠・ 細

　用法用量 〈単純性膀胱炎〉1回150mg　1日2回　3日間

　　　　　〈複雑性膀胱炎〉1回150mg　1日2回　7-14日間

　特徴 G＋菌、緑膿菌、クラミジアに抗菌力大

» ② 一般名 シタフロキサシン／ 商品名 グレースビット 錠・ 細

　用法用量 〈単純性腎盂腎炎軽-中等症・複雑性膀胱炎〉1回100mg

　　　　　1日2回　7-14日間

　特徴 広域抗菌スペクトル、抗菌力大

　副作用 〈①②共通〉痙攣、QT延長、腱障害など

ホスホマイシン系

» 一般名 **ホスホマイシン** ／ 商品名 **ホスミシン** 錠

用法用量 〈単純性膀胱炎（ESBL産生菌）〉1回1g　1日3回　2日間

特徴 臓器移行性良、尿中回収率良

副作用 偽膜性大腸炎、汎血球減少症など

🍒 セフェム系

» ① 一般名 **セフォゾプラン** ／ 商品名 **ファーストシン** 注

用法用量 〈複雑性膀胱炎難治例〉1回1g　1日2回　3-14日間

特徴 緑膿菌に活性あり。βラクタマーゼに安定

» ② 一般名 **セフトリアキソン** ／ 商品名 **ロセフィン** 注

用法用量 〈重症複雑性腎盂腎炎〉1回1-2g　1日1-2回

特徴 半減期が長い、腎機能障害に使いやすい

副作用 〈①②共通〉肝・腎機能障害、汎血球減少症など

看護&観察のポイント

» 水分摂取を増やす

» 症状消失後自己判断で服薬を中断しないよう指導する

» 近年、キノロン耐性大腸菌やESBL産生大腸菌が増加していることから、尿培養検査や血液培養検査を行い、薬剤感受性検査の結果に基づいて抗菌薬を選択する

» 難治性感染症においては入院加療とし、注射薬も考慮する

» 腎盂腎炎では症状と膿尿の消失、白血球数の正常化、CRPの減衰をもって抗菌化学療法を打ち切る

前立腺肥大症
Prostatic hypertrophy

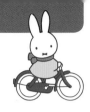

🐾 主な症状と治療法

　下部尿路機能障害の一つ。前立腺の良性過形成による腫大と膀胱出口部閉塞による下部尿路症状（夜間頻尿、昼間頻尿、尿勢低下、残尿感、尿意切迫感など）がみられる進行性の排出障害性の疾患。生活指導や生活習慣の改善などの非薬物療法と薬物療法を組み合わせて治療し、効果不十分な場合に手術療法を考慮する。

　[263頁 表15. 泌尿器疾患治療薬 参照]

🐾 治療に使われる主な薬と使い方

🍒 α1アドレナリン受容体遮断薬

» ① （一般名）**シロドシン**／（商品名）ユリーフ 錠

　（用法用量）1回4mg　1日2回

　（特徴）選択的 α_{1A} 受容体遮断

» ② （一般名）**タムスロシン**／（商品名）ハルナール 錠

　（用法用量）1日1回0.2mg

　（特徴）作用持続性

　（副作用）〈①②共通〉一過性低血圧によるふらつき、めまい、射精障害など

🍒 ホスホジエステラーゼ5（PDE5）阻害薬

» （一般名）**タダラフィル**／（商品名）ザルティア 錠

　（用法用量）1日1回5mg

（特徴）低用量PDE5阻害薬。頻尿にも効果あり

（副作用）動悸、ほてり、急な視力・聴力低下など

🍒 ホルモン薬

» ① （一般名）**デュタステリド**／（商品名）アボルブ 〔カ〕

（用法用量）1日1回0.5mg

（特徴）5α還元酵素阻害。前立腺容積縮小作用

（副作用）肝障害、黄疸、性欲減退、乳房障害など

» ② （一般名）**クロルマジノン徐放錠**／（商品名）プロスタールL 〔錠〕

（用法用量）1日1回50mg　16週

（特徴）抗アンドロゲン作用による肥大抑制・委縮作用

（副作用）うっ血性心不全、血栓症、肝障害など

🍒 その他

» ① （一般名）**セルニチン**／（商品名）セルニルトン 〔錠〕

（用法用量）1回2錠　1日2-3回

（特徴）抗炎症、排尿促進、抗前立腺肥大作用

（副作用）胃腸障害、胃部不快感など

» ② （一般名）**オオウメガサソウ**など

（商品名）エビプロスタット配合錠DB 〔配〕

（用法用量）1回1錠　1日3回

（特徴）抗炎症、排尿促進、尿路消毒殺菌作用

（副作用）胃腸障害、倦怠感など

看護&観察のポイント

» 尿漏れパッドやリハビリパンツなどの相談を受ける

» 投薬開始後の尿量や回数、自覚症状の聴き取り

» タダラフィルの4時間超の勃起持続は受診勧告

貧血
Anemia

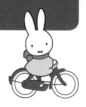

🐾 主な症状と治療法

　血液中の赤血球数とヘモグロビン量が減少した状態。主な症状は組織の低酸素症による倦怠感、めまい、頭痛、低酸素の代償反応である息切れ、動悸など。鉄欠乏性貧血などの栄養素不足による貧血には造血薬が用いられ、赤血球造血能（造血因子不足、骨髄不全、造血器腫瘍）にはそれぞれの原因に応じた薬剤が用いられる。

　［266頁 表17. 貧血治療薬 参照］

🐾 治療に使われる主な薬と使い方

🍒 鉄剤

» ① **一般名** 乾燥硫酸鉄／**商品名** フェロ・グラデュメット 錠

　用法用量 1日105-210mg　1日1-2回

　特徴 持続性製剤。糞便中に殻片がみられる

» ② **一般名** クエン酸第一鉄／**商品名** フェロミア 錠・顆

　用法用量 1日100-200mg　1日1-2回

　特徴 食事でも吸収良。胃粘膜への刺激は少ない

» ③ **一般名** カルボキシマルトース第二鉄

　商品名 フェインジェクト 注

　用法用量 週1回500mg　総投与量（血中ヘモグロビン量と体重に応ずる）の上限は1,500mg

　特徴 1-3回の注射で必要量の鉄を投与できる

　副作用 〈①-③共通〉悪心・嘔吐、食欲不振などの消化器症状

💊 ビタミン剤

» **一般名** メコバラミン／**商品名** メチコバール 注

用法用量 1回500μg 週3回 2ヶ月 以後1-3ヶ月に1回

特徴 ビタミンB₁₂製剤。巨赤芽球性貧血に適用

副作用 発疹、頭痛など

💊 エリスロポエチン（EPO）

» **一般名** ダルベポエチンアルファ／**商品名** ネスプ 注

用法用量 腎性貧血 （血液透析）初回：週1回20μg
維持：週1回15-60μg 週1投与で効果あれば、1回
維持量の2倍で投与間隔2週も可

特徴 持続型。腎性貧血、骨髄異形成症候群に適用

副作用 脳出血、脳梗塞、肝障害、血圧上昇など

💊 HIF-PH（低酸素誘導因子-プロリン酸水酸化酵素）阻害薬

» **一般名** ロキサデュスタット／**商品名** エベレンゾ 錠

用法用量 〈EPO未治療〉1回50mg 週3回 最大1回3mg/kg
〈EPOから切替〉1回70または100mg 週3回 最大1
回3mg/kg

特徴 内服による間接的赤血球造血刺激因子増加作用

副作用 血栓塞栓症、高血圧、うっ血性心不全など

看護&観察のポイント

» 鉄剤には黒色便、歯や舌の着色があることを伝える
» 静注用鉄剤は血管外漏出に要注意
» EPOは同種薬からの切替時の用法用量に要注意
» カルボキシマルトース第二鉄の希釈は生食のみ
» ロキサデュスタット使用時は血栓塞栓症の初期症状と対処法
を指導

播種性血管内凝固症候群

Disseminated intravascular
coagulation（DIC）

🐾 主な症状と治療法

　全身の血管内で持続的に凝固線溶系が活性化され、その結果、多発微小血栓による臓器障害や紫斑、鼻出血、口腔内出血、血尿などの出血症状をきたす症候群。発症原因となる基礎疾患の治療とともに血管内多発血栓形成に対する抗凝固療法を主体に、病型によっては抗線溶療法も行う。

　[261頁 表13. 播種性血管内凝固症候群（DIC）治療薬 参照]

🐾 治療に使われる主な薬と使い方

🦴 抗凝固療法薬

» ① **一般名** ダルテパリン ／ **商品名** フラグミン 注
　用法用量 1日75IU/kg　24時間持続点滴
　特徴 第Ⅹa因子活性阻害。出血リスク軽減
　副作用 出血など

» ② **一般名** ダナパロイド ／ **商品名** オルガラン 注
　用法用量 1回1250単位　1日2回　12時間毎
　特徴 フィブリン形成抑制作用。ワンショットで効果持続
　副作用 出血など

» ③ **一般名** ガベキサート ／ **商品名** エフオーワイ 注
　用法用量 1日20-39mg/kg　24時間持続点滴
　特徴 合成低分子セリンプロテアーゼ阻害作用
　　　　高サイトカイン血症を伴う敗血症DICに有効
　副作用 漏出による注射部位の潰瘍・壊死など（高濃度投与時）

» ④ **一般名** トロンボモデュリン／**商品名** リコモジュリン注
　用法用量 1日1回380U/kg　点滴30分
　特徴 直接的トロンビン不活化作用＋プロテインC活性作用。
　　　造血器悪性腫瘍、感染症、固形癌によるDICに適用
　副作用 出血など

補充療法薬

» ① **一般名** アンチトロンビンガンマ／**商品名** アコアラン注
　用法用量 1日1回36IU/kg　1日72IU/kgまで
　特徴 遺伝子組換えアンチトロンビン製剤
　副作用 皮下出血、貧血、脳梗塞など

» ② **一般名** 新鮮凍結人血漿／**商品名** 新鮮凍結血漿-LR「日赤」
　用法用量 1日200-400mL　開始15分まで1分1mL、以降1
　　　分5mL　フィルター付き輸血セット使用
　特徴 凝固因子（特にフィブリノゲン）の著しい低下に適用
　副作用 輸血関連急性肺障害、輸血後紫斑病など

» ③ **一般名** 人血小板濃厚液／**商品名** 濃厚血小板-LR「日赤」
　用法用量 1日10-20単位　開始15分まで1分1mL、以降1分
　　　5mL　フィルター付き血小板輸血セット使用
　特徴 血小板の急激な低下時に2万/μLを目標に使用
　副作用 GVHD、輸血関連急性肺障害、輸血後紫斑病など

看護&観察のポイント

» 微小循環不全による臓器障害徴候と出血症状の観察
» アンチトロンビンガンマは調製時、使用時に特段の注意が必要
» 血液製剤の投与開始後の5分間は要観察
» フィルターの目詰まりに注意

用語の説明 GVHD➡移植片対宿主病

脳卒中
Stroke

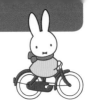

🐾 主な症状と治療法

　脳血管障害が原因で起こる疾患の総称。脳梗塞、脳出血、くも膜下出血、一過性脳虚血発作に分けられ、症状は障害される部位により様々だが片麻痺、感覚障害、体幹・四肢失調、言語障害などが現れる。脳梗塞の治療は、病型や発症後の経過時間によって薬物治療やカテーテル治療を行い、脳出血・くも膜下出血では外科的治療を行う。リハビリテーションは発症早期から開始する。

　[267頁 表18. 認知症・脳卒中治療薬 参照]

🐾 治療に使われる主な薬と使い方

🍒 血栓溶解薬

» **一般名** アルテプラーゼ／**商品名** グルトパ注
　用法用量 0.6mg/kg　総量の10%を1-2分で静注　残りを60分で点滴
　特徴 経静脈的線溶療法の唯一の薬。発症後の4.5時間まで
　副作用 出血性脳梗塞などの重篤な出血、不整脈など

🍒 抗トロンビン薬

» **一般名** アルガトロバン／**商品名** ノバスタンHI注
　用法用量 初めの2日間：1日60mg　24時間持続点滴
　その後の5日間：1回10mg　1日2回　点滴3時間
　特徴 発症後48時間以内の脳血栓症急性期に適用
　副作用 出血性脳梗塞、肝機能障害など

🌰 浸透圧利尿薬

» **一般名** 果糖・濃グリセリン／**商品名** グリセオール 注

用法用量 1回200-500mL 1日2回 点滴2-3時間

特徴 脳卒中に伴う頭蓋内圧上昇・浮腫に適用

副作用 アシドーシス、低カリウム血症など

🌰 抗血小板薬

» ① **一般名** アスピリン／**商品名** バイアスピリン 錠

用法用量 急性期：1日1回200-300mg

慢性期：1日1回100mg

特徴 抗血小板薬。非心原性脳梗塞・TIAの再発予防に有効

副作用 出血、肝機能障害、消化性潰瘍など

» ② **一般名** クロピドグレル／**商品名** プラビックス 錠

用法用量 1日1回75mg

特徴 抗血小板薬。非心原性脳梗塞の再発予防に有効

副作用 出血、肝機能障害、血栓性血小板減少性紫斑病など

» ③ **一般名** シロスタゾール／**商品名** プレタール OD・散

用法用量 1回100mg 1日2回

特徴 抗血小板薬。非心原性脳梗塞の再発予防に有効

副作用 うっ血性心不全、出血、頭痛、動悸など

🌰 脳梗塞治療薬

» ① **一般名** オザグレル／**商品名** カタクロット 注

用法用量 1回80mg 1日2回 点滴2時間を約2週間

特徴 脳血栓症急性期の運動障害改善に有効

副作用 出血、肝機能・腎機能障害など

» ② **一般名** エダラボン／**商品名** ラジカット 注

用法用量 1回30mg　1日2回　点滴30分　14日まで

特徴 脳梗塞急性期の神経症状、ADL障害改善に有効

副作用 急性腎不全、肝機能障害、急性肺障害など

» ③ **一般名** シチコリン／**商品名** ニコリンH 注

用法用量 脳梗塞急性期：1日2回1g　2週間
脳卒中後片麻痺：上記を4週または1日1回0.25gを
4週　改善傾向でさらに4週間継続

特徴 急性期意識障害改善、上肢機能回復促進に有効

副作用 不眠、肝機能障害など

経口直接Xa阻害薬（DOAC）

» **一般名** ダビガトラン／**商品名** プラザキサ カ

用法用量 1回150mg　1日2回

特徴 トロンビン阻害。脳塞栓予防効果は高い

副作用 出血、腎機能により要用量調節

クマリン系薬

» **一般名** ワルファリン／**商品名** ワーファリン 錠・顆

用法用量 〈成人〉初回投与量は1日1回1-5mg　投与後、血液
凝固能検査の値に基づき投与量を決定する

特徴 ビタミンK拮抗薬。抗血栓塞栓症。薬物相互作用が多い

副作用 出血、皮膚壊死、カルシフィラキシスなど

クモ膜下出血治療薬

» **一般名** ファスジル／**商品名** エリル 注

用法用量 1回30mg　1日2-3回　点滴30分　2週　発症後早
期に開始　緊急時対応可能施設で使用のこと

特徴 ミオシン軽鎖リン酸化阻害による血管拡張作用

副作用 頭蓋内の出血など

看護&観察のポイント

» 服薬継続の重要性、出血徴候出現時の対応などの患者指導を行う

» 抗凝固薬服用中の患者には服薬中の注意を記したカードなどの携帯を促す

» ワルファリンの休薬期間やDOAC併用期間、PT-INR測定など適切な取り扱いを要す

» DOACのうちダビガトラン以外は薬物代謝酵素の影響あり

» DOACは高薬価。負担増の相談には十分な配慮を

» ダビガトランは脱カプセル、粉砕不可

» ダビガトラン中毒には中和薬（イダルシヅマブ［253頁参照］）がある

細菌性髄膜炎
Bacterial meningitis

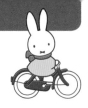

🐾 主な症状と治療法

　髄膜の細菌感染による炎症で、症状は発熱、頭痛、項部硬直、意識障害などである。原因菌は4ヶ月未満の乳児ではB群レンサ球菌と大腸菌、5歳までの乳幼児ではインフルエンザ菌と肺炎球菌、成人では肺炎球菌が多い。インフルエンザ菌b型（Hib）ワクチン、肺炎球菌ワクチンの普及によりインフルエンザ菌と肺炎球菌の発症数は減少している。抗菌薬による治療期間は、肺炎球菌は10-14日間、インフルエンザ菌は7〜14日間、髄膜炎菌は7日間である。エンピリック治療では、16〜50歳は肺炎球菌が主体であり、その他髄膜炎菌も考慮する。50歳以上では肺炎球菌に加えて、リステリア菌も原因菌として考慮すべきである。加えて、各施設の感受性結果（アンチバイオグラム）や基質特異性拡張型βラクタマーゼ（ESBL）産生菌、各種耐性菌のリスクを考慮する。

🐾 治療に使われる主な薬と使い方

🍒 エンピリック治療（経験的治療）

（一般名）（商品名）（用法用量）
① **セフトリアキソン**／ロセフィン 注 ／1回2g　1日2回
② **セフォタキシム**／クラフォラン 注 ／1回2g　1日4-6回
③ **バンコマイシン**／塩酸バンコマイシン 注 ／1回10-15mg/kg　1日2-4回
④ **メロペネム**／メロペン 注 ／1日2g　1日3回
⑤ **アンピシリン**／ビクシリン 注 ／1回2g　1日6回
※〈16-50歳〉：第一選択は①あるいは②＋③、第二選択は③＋④。

〈50歳以上〉：第一選択は①あるいは②+③+⑤、第二選択は③
+④

特徴〈①②共通〉髄液移行性が良好で、新生児には②を使用
　　③ペニシリン耐性肺炎球菌をカバー　〈④⑤共通〉リステリ
　　ア菌をカバー

副作用〈①③共通〉[148頁「感染性心内膜炎」参照]
　　〈②④⑤共通〉下痢、AST/ALT上昇、発疹

🍒原因菌が判明した時に用いる主な抗菌薬

[234頁 表1 抗菌薬 参照]
薬剤感受性試験の結果をもとに抗菌薬を変更する。感受性結
果から、投与が不要な抗菌薬は直ちに中止する。投与量は最
大量用い、決められた期間投与を行う

🍒副腎皮質ステロイド：感染初期に併用

» **一般名** デキサメタゾン／**商品名** デカドロン 注
用法用量 1回0.15mg/kg　1日4回　2-4日間　抗菌薬投与の
　　10-20分前ないし同時に開始する
特徴 成人では肺炎球菌、小児ではインフルエンザ菌に対して
　　抗菌薬とデキサメタゾンを併用すると死亡率および後遺
　　症を軽減することが報告されている。新生児にはエビデ
　　ンスがないので使用しない
副作用 高血圧、糖尿病、精神変調など

看護&観察のポイント

» 治療後の続発症や後遺症に注意する（水頭症、症候性てんかん、
　難聴など）

» [098頁「市中肺炎」、100頁「院内肺炎」参照]

認知症
Dementia

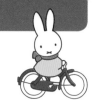

🐾 主な症状と治療法

　認知症は、記憶、言語、視空間認知などの認知機能障害と、本人の行動・心理状態によって様々な症状が起こる。日本において認知症患者は増加傾向であり、最も多いのがアルツハイマー型認知症（AD）、次いで血管性認知症、レビー小体型認知症と続く。非薬物療法と薬物療法を組み合わせて治療するが、根治的治療薬はなく、認知機能障害（中核症状）の改善効果と周辺症状（過活動症状、低活動性症状）に対する薬剤を患者の状態に合わせて用いる。

　過活動症状には抗精神病薬や抗てんかん薬が用いられ、低活動症状には選択的セロトニン再取り込み阻害薬とセロトニン・ノルアドレナリン再取り込み阻害薬が有効。

　［267頁 表18．認知症・脳卒中治療薬 参照］

🐾 治療に使われる主な薬と使い方

🍒 コリンエステラーゼ阻害薬：抗 AD 薬
　» **一般名** ドネペジル／**商品名** アリセプト 錠 など
　　用法用量 漸増法（1回量3mg→5mg→10mg）1日1回
　　特徴 中核症状（認知機能障害）。軽〜重度。剤形多種。レビー小体型にも適応あり。貼付薬がある（リバスチグミン製剤）
　　副作用 失神、高度徐脈、食欲不振、吐気、下痢など

🍒 NMDA 受容体チャネル阻害薬
　» **一般名** メマンチン／**商品名** メマリー 錠・DS

用法用量 漸増法　1回5mg　1日1回から開始　維持量は1日
20mg　腎機能障害（Ccr＜30mL/分）では維持量1日
10mg

特徴 中核症状（認知機能障害）、中等度から高度に適用。コリ
ンエステラーゼ阻害薬と併用可

副作用 投与初期の傾眠、めまいなど

漢方製剤

» **一般名** 抑肝散／**商品名** ツムラ抑肝散エキス 顆

用法用量 1回2.5g　1日3回　食前または食間

特徴 周辺症状（幻覚、興奮・攻撃性、焦燥感・易刺激性、異常行動）に適用

副作用 低カリウム血症など

脳循環・代謝改善剤

» **一般名** ニセルゴリン／**商品名** サアミオン 錠・散

用法用量 1回5mg　1日3回　12週で効果判断

特徴 脳代謝改善作用や血小板凝集抑制作用あり。周辺症状
や血管性認知症の意欲・自発低下に用いる

副作用 悪心、発疹、頭痛、食欲不振など

看護&観察のポイント

» 抗認知症薬の重症度は周辺症状の有無や程度によらない
» コリンエステラーゼ阻害薬開始量は原則、添付文書の投薬期
間を超えない。超える場合は適応を確認する
» 服薬は医療者、家族などの管理下が望ましい
» 認知機能の低下を考慮して自動車の運転など危険を伴う機械
の操作に従事しないよう指導する
» 多剤併用に留意する。薬剤師に相談するとよい

パーキンソン病

Parkinson's disease

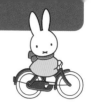

🐾 主な症状と治療法

　黒質のドパミン神経細胞の変性を主体とする進行性変成疾患。無動、振戦、筋強剛、姿勢保持障害（4大症状）、姿勢異常やすくみ現象などの運動症状の他に睡眠障害や精神・認知・行動障害などの非運動症状も現れる。根本的治療法はなく、症状によりレボドパとドパミンアゴニストを基本とした薬物療法や手術療法を行う。

　［268頁 表19．パーキンソン病治療薬 参照］

🐾 治療に使われる主な薬と使い方

🧅 レボドパ製剤

» **一般名** レボドパ・カルビドパ／**商品名** ネオドパストン 配

用法用量 未服用者：1日100-300mgから開始　漸増（1回100-250mg）　1日3回

既服用者：レボドパ1日維持量の約1/5相当量を初回量とし漸増　標準維持量はレボドパ量として1日200-250mg　1日3回

特徴 ドパミン補充。ドパ脱炭酸酵素阻害薬（DCI）配合

副作用 幻覚、wearing-off現象、突発性睡眠など

🧅 末梢COMT阻害薬

» **一般名** オピカポン／**商品名** オンジェンティス 錠

用法用量 1回25mg　1日1回　レボドパ+DCI製剤投与前後および食事の前後1時間以上あけて服薬

特徴 wearing-off現象改善

副作用 不随意運動、傾眠、ジストニア、悪性症候群など

🍒 ドパミン受容体作動薬

» **一般名** アポモルヒネ／**商品名** アポカイン 注

用法用量 1回1mgから開始　2時間間隔で1日5回まで
オフ症状発現時に皮下注

特徴 オフ症状出現時のレスキュー薬

副作用 突発性睡眠、悪心嘔吐、幻覚、妄想など

🍒 アデノシン A₂ₐ 受容体拮抗薬

» **一般名** イストラデフィリン／**商品名** ノウリアスト 錠

用法用量 1回20mg　1日1回レボドパ製剤と併用

特徴 wearing-off 現象改善

副作用 ジスキネジア、便秘、幻覚、突発性睡眠など

🍒 モノアミン酸化酵素阻害薬

» **一般名** ラサギリン／**商品名** アジレクト 錠

用法用量 1回1mg　1日1回

特徴 選択的モノアミン酸化酵素B型阻害薬

副作用 起立性低血圧、傾眠、幻覚、衝動制御障害など

看護&観察のポイント

» 服薬遵守不良例の発熱は悪性症候群を疑う
» 汎用医薬品には運動緩慢、筋強剛を惹起・悪化させる薬剤が
　あるので要注意
» 副作用（起立性低血圧）による転倒リスク増大に注意
» アポモルヒネ皮下注の自己注射は十分な教育指導を行い、確
　実に自己注射できることを確認し処方の都度再確認すること

片頭痛
Migraine

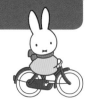

主な症状と治療法

　慢性頭痛の一つ。片側性、拍動性の中-重度の頭痛発作が繰り返し起こり、体動によって増悪し症状が4-72時間持続することで日常生活に支障をきたす。「前兆のない片頭痛」と、閃輝暗点などの前兆症状の後に頭痛発作が起こる「前兆のある片頭痛」に分けられる。治療は薬物療法が中心。急性期は重症度と患者特性に応じて薬剤を選択し、発作の頻度・重症度・持続時間軽減などを目的とした予防療法がある。[270頁 表20. 片頭痛治療薬 参照]

治療に使われる主な薬と使い方

🍒 トリプタン系　中-重度または軽-中等度薬無効例の頭痛発作

» ① 一般名 リザトリプタン／商品名 マクサルト 錠 (RPD錠)

　　用法用量 1回10mg　頭痛発作時　2時間あければ10mg追加可

　　特徴 作用持続4-6時間。RPD錠は水なしで服用可

» ② 一般名 ナラトリプタン／商品名 アマージ 錠

　　用法用量 1回2.5mg　頭痛発作時　4時間あければ2.5mg追加可

　　特徴 作用持続時間12-24時間

　　副作用 (①②共通) めまい、眠気、悪心・嘔吐など

🍒 その他の頭痛発作薬

　[241頁 表5. 解熱鎮痛薬 参照]

🍒 予防療法用薬

» ① **一般名** バルプロ酸 ／ **商品名** デパケン 錠・細・Sy

  用法用量 1日400-800mg　1日2-3回

  特徴 頭痛発作の発作回数を減少させる

  副作用 重篤な肝障害、汎血球減少、傾眠など

» ② **一般名** プロプラノロール ／ **商品名** インデラル 錠

  用法用量 1日20-30mg　1日2-3回　60mgまで漸増可

  特徴 非選択性β遮断薬

  副作用 徐脈、うっ血性心不全誘発・悪化など

» ③ **一般名** アミトリプチリン ／ **商品名** トリプタノール 錠

  用法用量 1日5-10mgから漸増　1日10-60mg

  特徴 セロトニンとアドレナリンの再取り込み抑制

  副作用 口渇、尿閉、便秘、起立性低血圧など

» ④ **一般名** ロメリジン ／ **商品名** ミグシス 錠

  用法用量 1回5mg　1日2回

  特徴 カルシウム拮抗薬。脳血管に選択的に作用

  副作用 錐体外路症状、抑うつ、肝機能障害など

看護&観察のポイント

» 発作時は静かな暗い場所で休むなど、患者個人に合った生活指導を行う

» トリプタン系薬剤の服用による頭痛悪化は、使用過多による頭痛の可能性あり。要説明

» 予防療法治療薬の効果判定には約2ヶ月を要する

不眠症

Insomnia

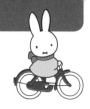

🐾 主な症状と治療法

　睡眠障害の一つ。不眠症状（入眠困難、中途覚醒、早朝覚醒、熟眠感欠如）と日中の機能障害（倦怠感、集中力低下、意欲低下など）が併存する。治療は、作用時間と不眠症状を考慮した薬物療法と非薬物療法（睡眠衛生指導、行動療法）を組み合わせる。［271頁　表21. 不眠症治療薬 参照］

🐾 治療に使われる主な薬と使い方

🎵 ベンゾジアゼピン（BZ）系

» ① **一般名** プロチゾラム／**商品名** レンドルミン 錠
　　用法用量 1日1回0.25mg
　　特徴 短時間作用型。入眠障害に適応

» ② **一般名** フルニトラゼパム／**商品名** サイレース 錠
　　用法用量 1日1回0.5-2mg　高齢者1回1mgまで
　　特徴 中間作用型。作用は強力。依存性あり

» ③ **一般名** クアゼパム／**商品名** ドラール 錠
　　用法用量 1日1回20mg　1日30mgまで　空腹時
　　特徴 長時間作用型。筋弛緩作用は弱い

　　副作用 〈①-③共通〉一過性前向性健忘、刺激興奮などの精神症状など

🎵 非ベンゾジアゼピン系

» ① **一般名** ゾルピデム／**商品名** マイスリー 錠
　用法用量 1回5-10mg　1日10mgまで
　特徴 超短時間型。ω1選択的
　副作用 BZ系と同様だが使用頻度は低い

» ② **一般名** エスゾピクロン／**商品名** ルネスタ 錠
　用法用量 1日2mg　1日3mgまで増量可　高齢者は1日2mg
　まで
　特徴 超短時間型。ω1選択的
　副作用 BZ系と同様だが使用頻度は低い。味覚障害

» ③ **一般名** スボレキサント／**商品名** ベルソムラ 錠
　用法用量 1日1回20mg　高齢者は1日15mg
　特徴 短時間型。オレキシン受容体拮抗薬。BZ系に比べ耐性・
　反跳性不眠が少なく高齢者向き
　副作用 傾眠、頭痛、易疲労感など

» ④ **一般名** ラメルテオン／**商品名** ロゼレム 錠
　用法用量 1日1回8mg
　特徴 超短時間型。メラトニン受容体作動薬。リズム異常を有
　する不眠症に向く
　副作用 傾眠、頭痛、易疲労感など

看護&観察のポイント

» 不眠症治療薬には持ち越し効果があることを念頭におく
» 入眠困難と睡眠維持障害の併存例では、異なる半減期の複数
薬剤併用は好ましくない
» 抗うつ薬の一部（トラゾドン、ミルタザピン）は不眠症用薬が奏功
しない抑うつ症状に用いられることがある

用語の説明 持ち越し効果➡効果が翌朝まで持続していること

てんかん

Epilepsy

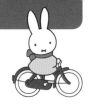

🐾 主な症状と治療法

　大脳の神経細胞が過剰に興奮するために、脳の発作性の症状が反復して起こる慢性の脳障害。発作は突然に起こり普通とは異なる身体症状や意識、運動および感覚の変化などが生じる。治療は薬物治療が中心で、てんかん発作を副作用なしに制御することを目標とする。発作型と病型から推奨される薬剤を選択し、単剤少量から開始し病状に応じて増量もしくは変更または併用する。［272頁 表22. 抗てんかん薬 参照］

🐾 治療に使われる主な薬と使い方

🦴 **興奮抑制薬**：Na⁺チャネル阻害などによる神経興奮抑制

» ① **一般名** **カルバマゼピン** ／ **商品名** テグレトール 錠・細

　用法用量 1日200-400mgより漸増　1日600mg　1日1-2回

　特徴 Na⁺チャネル阻害。部分発作の第一選択薬

　副作用 低Na血症、SIADH、無菌性髄膜炎など

» ② **一般名** **レベチラセタム** ／ **商品名** イーケプラ 錠

　用法用量 1回500mg　1日2回　1日3,000mgまで漸増可

　特徴 シナプス小胞蛋白2A作用薬。部分発作第一選択。併用で強直間代発作に適用あり

　副作用 易刺激性、攻撃性、錯乱などの精神症状など

» ③ **一般名** **ペランパネル** ／ **商品名** フィコンパ 錠・細

　用法用量 単剤：1回2mgから漸増し1回4-8mg　就寝前

併用：代謝抑制薬併用時維持量は1日8-12mg

特徴 AMPA型グルタミン酸受容体拮抗薬。単剤で部分発作、併用で強直間代発作に適用

副作用 易刺激性、攻撃性、錯乱などの精神症状など

副作用 〈①-③共通〉神経系（眠気など）、精神系（イライラ、自発性低下）、皮膚症状、血液障害など

🍒抑制増強薬：脳内GABA量増加による神経興奮抑制

» ① **一般名** ガバペンチン／**商品名** ガバペン 錠・Sy

用法用量 初日600mg　2日目1,200mg　以後は1日1,200-1,800mg　1日3回

特徴 興奮抑制作用（Ca⁺チャネル抑制）も有する

副作用 急性腎障害、肝障害など

» ② **一般名** トピラマート／**商品名** トピナ 錠

用法用量 1日50mgから漸増し1回100-200mg　1日2回

特徴 興奮抑制作用（Na⁺、Ca⁺、AMPA抑制、炭酸脱水素阻害）あり。併用で難治性部分発作に有効

副作用 続発性閉塞隅角緑内障に伴う急性近視、尿路結石など

» ③ **一般名** バルプロ酸／**商品名** デパケン 錠・散・Sy

用法用量 1日400-1,200mg　1日2-3回

特徴 GABAトランスアミラーゼ阻害。全般発作第一選択薬

副作用 肝障害、脂肪肝、意識障害など

看護&観察のポイント

» てんかん治療は長期に及ぶため、服薬管理が自身で行えるよう指導する。危険を伴う作業は原則禁止

統合失調症
Schizophrenia

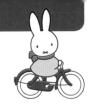

🐾 主な症状と治療法

　慢性精神疾患の一つ。幻覚や妄想などの陽性症状、意欲低下や感情表出の減少などの陰性症状、集中力・記憶力、計画の立案、問題解決力低下などの認知機能障害が主な症状。治療は精神病薬と抗不安薬、抗うつ薬、睡眠薬、抗てんかん薬、抗パーキンソン病薬などの補助薬を用いた薬物療法や認知行動療法などの精神療法、生活技能訓練（SST）や認知リハビリテーションなどの非薬物療法を組み合わせて行う。［273頁 表23. 精神神経疾患用薬 参照］

🐾 治療に使われる主な薬と使い方

🍒 **定型抗精神病薬**：主に陽性症状の改善に用いる

» ① **一般名** ハロペリドール／**商品名** セレネース 錠・細・内・注
　用法用量 1日0.75-2.25mgから漸増　維持量は1日3-6mg
　　　　　　注射は緊急時のみ1回5mg
　特徴 ブチロフェノン系。高力価。抗幻覚作用強

» ② **一般名** クロルプロマジン／**商品名** コントミン 錠・細・内・注
　用法用量 内服：1日50-450mg　分割投与
　　　　　　注射：1回10-50mg　筋注
　特徴 フェノチアジン系。低力価。鎮静作用あり
　副作用 眼障害（長期・大量投与時）

　特徴 〈①②共通〉再発例、攻撃性が強い場合に適用
　副作用 〈①②共通〉悪性症候群、錐体外路症状、血栓塞栓症、無月経など

🦴非定型抗精神病薬：主に陽性症状改善。陰性症状にも効果あり

» ① **一般名** パリペリドン／**商品名** インヴェガ 錠

　　用法用量 1日1回6mg　1日12mgまで増量可　増量は5日毎
　　　　　　　に1日3mgずつ

　　特徴 セロトニン・ドパミン遮断薬。放出制御型徐放錠
　　　　　遮断作用はセロトニン＜ドパミン。粉砕不可

　　副作用 高プロラクチン血症（乳汁分泌、月経異常など）

» ② **一般名** クエチアピン／**商品名** セロクエル 錠・細

　　用法用量 1回25mg　1日2-3回から開始・漸増し、1日
　　　　　　　150-600mg　1日2-3回

　　特徴 MARTA。粉砕不可

　　副作用 体重増加、血糖上昇など

» ③ **一般名** アリピプラゾール／**商品名** エビリファイ 錠・散・OD・内

　　用法用量 開始量：1日6-12mg　1日-2回
　　　　　　　維持量：1日6-24mg　1日1-2回

　　特徴 ドパミン受容体部分作動薬
　　　　　遮断作用はセロトニン＜ドパミン。粉砕不可

　　副作用 投与早期の不安・焦燥感、アカシジアなど

　　特徴 〈①-③共通〉第一選択薬、副作用は比較的少ない

　　副作用 〈①-③共通〉悪性症候群、麻痺性イレウスなど

看護&観察のポイント

» 効果発現までは2-4週間必要。自己判断による服薬中止は禁
　する
» 悪性症候群の初期症状に注意するよう指導

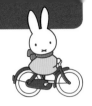

うつ病
Clinical depression

🐾 主な症状と治療法

　精神疾患の一つ。憂うつや気分の落ち込み、何事にも興味が持てないなど抑うつ症状が日常生活に強い影響を及ぼすまで重症化した場合をいう。症状は他に表情が暗い、落ち着かないなどの他覚的症状と食欲不振や倦怠感などの身体症状も現れる。

　精神療法と心理教育などの非薬物療法と症状に合わせた薬物治療を行うが、薬物治療は中等症以上や軽症でも患者が服薬を希望する場合に適応となる。［273頁 表23. 精神神経疾患用薬 参照］

🐾 治療に使われる主な薬と使い方

🧄 選択的セロトニン再取り込み阻害薬（SSRI）

» **一般名** エスシタロプラム／**商品名** レクサプロ 錠
　用法用量 1日1回10mg 夕食後　1日20mgまで　漸増不要
　特徴 第一選択薬、抗不安、抗抑うつ作用
　副作用 セロトニン症候群、賦活症候群、消化器症状など

🧄 セロトニン・ノルアドレナリン再取り込み阻害薬（SNRI）

» **一般名** ベンラファキシン／**商品名** イフェクサーSR 力
　用法用量 1回37.5mgより開始　1週後より1日1回75mg
　特徴 持効製剤。高用量まで使用可
　副作用 QT延長、高血圧クリーゼなど
　特徴 SSRI作用＋意欲低下に効果あり
　副作用 SSRI＋悪性症候群、不眠、便秘、尿閉など

🎵 ノルアドレナリン作動性・特異的セロトニン作動性抗うつ薬

» **一般名** ミルタザピン／**商品名** レメロン 錠

用法用量 1回15mgより漸増　1日1回15-30mg　1日45mgまで可

特徴 ヒスタミンH₁受容体遮断作用あり。鎮静・催眠作用

副作用 服用開始時の強い眠気、食欲増進など

🎵 セロトニン再取り込み阻害・セロトニン受容体調整薬

» **一般名** ボルチオキセチン／**商品名** トリンテリックス 錠

用法用量 1日1回10mg　1日20mgまで

特徴 モノアミン、アセチルコリン、ヒスタミン受容体にも作用。発作的不安に効果あり

副作用 SSRIと同様。賦活症状など。離脱症状は少ない

🎵 その他

» **一般名** クエチアピン徐放錠／**商品名** ビプレッソ 錠 （徐放錠）

用法用量 開始量：1日50mg　2日毎に50mg増量
推奨量：1日1回300mg　就寝前

特徴 MARTA。双極性障害のうつ状態にのみ適用

副作用 糖尿病、傾眠、口渇、体重増加など

✏️ 看護&観察のポイント

» 効果発現までには6-8週間かかる。自己判断の服薬中止に注意

» SSRIは突然の中止による離脱症状の説明が必要

» 重大な副作用の悪性症候群を疑う初期症状に注意を払うよう指導

用語の説明 離脱症状➡主に身体的、精神的症状による心身の不調　　**195**

ニコチン依存症

Nicotine addiction(dependence)

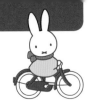

🐾 主な症状と治療法

　血中のニコチン濃度が下がると不快感（離脱症状）を感じ、喫煙を繰り返してしまう疾患。条件を満たせばニコチン依存症として保険診療可。12週間に5回の禁煙治療（標準治療プログラム）に保険が適用される。薬物治療を行うが、喫煙は心理的依存も関与するため、禁煙に対するアドバイスなど医療者からの支援が重要となる。

　禁煙治療に用いられる禁煙補助薬はニコチンを含まない内服薬とニコチンを含有する貼付薬（ニコチンパッチ）とガム（ニコチンガム）があり、内服薬と医療用貼付薬は保険適用である。

🐾 治療に使われる主な薬と使い方

🍄 α4β2ニコチン受容体部分作動薬：禁煙補助薬

» **一般名** バレニクリン／**商品名** チャンピックス 錠

用法用量 漸増法　食後服用　12週

　　　　day1-3は1日1回0.5mg1錠

　　　　day4-7は1回0.5mgを1日2回朝夕

　　　　day8以降は1回1mgを1日2回朝夕

特徴 唯一の経口禁煙補助薬でニコチンを含まない

副作用 嘔気、不眠、異常な夢、頭痛など。

　　　　〈使用上の注意〉禁煙意思の確認と禁煙開始日の設定（禁煙1週間前から服用開始）。ニコチン含有製剤との併用は不可。自動車の運転など危険を伴う機械の操作に従事しないよう指導。認容性、腎機能により減量可。成功例での延長、失敗例での再投与可

🍒 経皮吸収ニコチン製剤：禁煙補助薬

» **一般名** ニコチン／**商品名** ニコチネルTTS **貼用**

用法用量 1日1枚上腕部、腹部、腰背部に貼付
最初の4週間はTTS30　次の2週間はTTS20　最後
の2週間はTTS10を使用　最初の4週間に減量の必
要がある場合はTTS20を使用

特徴 貼付薬。医療用と一般用がある。一般用は薬局で購入
できるが含有量が少なく、夜間は貼付不可。妊婦、授乳
中、不安定狭心症など禁忌あり

副作用 不眠、紅斑、掻痒など。
〈使用上の注意〉皮膚刺激を避けるため、毎回貼付部位を
変える。体温上昇によるニコチンの吸収量増に注意

看護&観察のポイント

» 禁煙意志の確認と禁煙に対する重要性を理解してもらう

» 治療期間中は離脱症状（とてもタバコが吸いたい、イライラする、集
中力低下など）のカウンセリングと行動療法による自己管理能
力を体得させる

» 精神疾患の既往を確認（禁煙により悪化することあり）

» 併用薬の確認を行う（喫煙によりCYP1A2の活性が誘導されるため、
禁煙により用量調節が必要になる薬剤がある）

» ニコチン貼付剤は電気的除細動、高周波療法、MRI実施時に
は事前に剥がすこと

変形性関節症
（肩、肘、膝、股）
Osteoarthritis

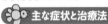

🐾 主な症状と治療法

　何らかの原因により関節軟骨や関節組織が変化し、関節内の炎症や関節液の貯留、関節の変形が起こる。荷重がかかる膝関節、股関節が重要だが身体中のほとんどの関節に起こりうる。進行すると関節周囲の疼痛や腫脹が生じ、重症化するとADLの低下に繋がる。症状の進行防止や、関節周囲の柔軟性維持と周囲筋力の維持など保存的治療を行う。[241頁 表5. 解熱鎮痛薬 参照]

🐾 治療に使われる主な薬と使い方

🍒 運動器関連薬
　» **一般名** 精製ヒアルロン酸／**商品名** アルツ関節注 注
　用法用量 1回25mgを1週毎に連続5回　関節内に投与
　特徴 軟骨保護・関節機能改善。適応は肩関節と膝関節のみ
　副作用 局所関節痛、腫脹、関節水腫など

🍒 副腎皮質ステロイド
　» **一般名** トリアムシノロン／**商品名** ケナコルト-A水懸注 注
　用法用量 1回2-40mgを関節腔内に　投与間隔は2週以上
　特徴 抗炎症作用。炎症が激しい時のみ使用。頻用は避ける
　副作用 悪心、感染症、消化管障害など

🍒 NSAIDs
　» **一般名** セレコキシブ／**商品名** セレコックス 錠
　用法用量 1回100-200mg　1日2回朝夕食後

特徴 比較的消化器障害が少ない

副作用 消化器障害、口内炎、傾眠

🦴その他外用薬 （経皮用剤）：消炎鎮痛

一般名 ／ 商品名

» ① **ケトプロフェン** ／ モーラス パ ・ テ 、セクター ゲ ・ ク ・ ロ
» ② **フルルビプロフェン** ／ アドフィード パ
» ③ **インドメタシン** ／ インテバン 軟 ・ ク ・ 外

用法用量 〈①-③共通〉1日1-2枚患部に貼付 1日数回患部に塗布

特徴 〈①-③共通〉局所作用のため全身性の副作用が低減できる

副作用 〈①-③共通〉貼付・塗布部位の皮膚炎など

看護&観察のポイント

» 可能な範囲で適度な運動療法（筋力強化や関節のストレッチ訓練など）を指導する
» 関節液貯留がある時には、必要に応じ穿刺により排液する
» 関節内注射は厳重な無菌的操作のもとに行い、投与後の感染に注意する
» 消炎鎮痛剤は消化性潰瘍などの消化器症状に注意し、多めの水で食後の服用を勧める
» 光線過敏症の予防のため、経皮用剤使用時は、紫外線を通しにくい衣服で覆うなど、使用部位が直接紫外線に当たらないよう指導する

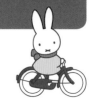

骨粗鬆症
Osteoporosis

🐾 主な症状と治療法

　骨強度の低下を特徴とした骨折の危険性が増大する疾患。骨強度低下の原因が加齢や閉経、生活習慣の乱れなどの場合を原発性骨粗鬆症といい（約9割）、特定の疾患が原因となる場合を続発性骨粗鬆症という。骨折予防と骨格の健康とQOLの維持向上を目的として治療を行う。薬物治療は原発性骨粗鬆症の診断基準に準ずる。
[275頁 表24. 骨粗鬆症治療薬 参照]

🐾 治療に使われる主な薬と使い方

🍒 ビスホスホネート製剤

» **一般名** アレンドロン ／ **商品名** ボナロン 錠・注

用法用量 内服：1日1回5mgまたは週1回35mg　起床時
注射：1回900μg　4週毎　30分以上かけて点滴

特徴 骨吸収抑制。骨粗鬆症治療薬の第一選択薬。飲み込みやすい経口ゼリーもある

副作用 顎骨壊死、非定型大腿骨骨折、消化器症状など

🍒 甲状腺ホルモン

» **一般名** テリパラチド ／ **商品名** フォルテオ皮下注キット 注

用法用量 1日1回20μgを皮下注　24ヶ月まで

特徴 骨形成促進。週1回製剤にテリボンがある

副作用 悪心、頭痛、めまいなど

🦴 モノクローナル抗体

- » **一般名** ロモソズマブ／ **商品名** イベニティ 注
  - **用法用量** 月1回210mg 皮下注 12ヶ月まで
  - **特徴** 骨形成促進・骨吸収抑制。骨折リスクの高い患者が対象
  - **副作用** 低カルシウム血症、顎骨壊死、心血管系事象など

🦴 活性型ビタミンD₃製剤

- » **一般名** エルデカルシトール／ **商品名** エディロール カ
  - **用法用量** 1日1回0.75μg
  - **特徴** 従来の活性型ビタミンD₃に比し骨代謝改善効果大
  - **副作用** 高カルシウム血症、尿路結石など

🦴 選択的エストロゲン受容体モジュレーター(SERM)

- » **一般名** バゼドキシフェン／ **商品名** ビビアント 錠
  - **用法用量** 1日1回20mg
  - **特徴** 骨吸収抑制。ホルモン補充療法の副作用解消・軽減
  - **副作用** 静脈血栓塞栓症、ほてり、視力障害など

看護&観察のポイント

- » バランスの良い食事や適度な運動、日光浴などを指導
- » ビスホスホネート製剤の使用にあたっては歯科処置などのリスク因子の把握と服用について十分に指導する
- » ビスホスホネート製剤の年1回製剤の使用にあたっては、次回投与1ヶ月前には本人・家族に通知すること
- » ロモソズマブは虚血性心疾患や脳血管障害の徴候や症状の十分な説明が必要。徴候・症状あれば受診するよう指導
- » テリパラチドの自己注射は患者に十分な教育訓練を実施し、注射針などの器具の安全な廃棄方法について指導する

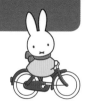

筋骨格系および結合組織の疾患

関節リウマチ
Rheumatoid Arthritis（RA）

🐾 主な症状と治療法 ・・・・・・・・・・・・・・・・・

　関節内に存在する滑膜が異常増殖することによって関節内に慢性の炎症を生じる自己免疫疾患。関節が破壊され、腫れや痛み、変形が生じる。進行すると日常生活に支障をきたすため早期の診断と治療が大切。長期的QOLの維持と寛解導入を目標に、抗リウマチ薬を主体とした積極的薬物治療とリハビリテーションを行う。

　　［245頁 表7. 免疫調節・抑制薬 参照］

🐾 治療に使われる主な薬と使い方 ・・・・・・・・・

🍒 抗リウマチ薬

» ① **一般名** メトトレキサート／**商品名** リウマトレックス カ

　　用法用量 6mgを1週間1回または1週間2・3回分割投与　分割の場合は12時間間隔　1回、または2回投与時の休薬期間は6日　3回投与時は5日　増量は1週単位で16mgまで

　　特徴 葉酸代謝拮抗薬。ガイドラインでは第一選択薬

　　副作用 骨髄抑制、肝機能障害、間質性肺炎など

» ② **一般名** サラゾスルファピリジン／**商品名** アザルフィジンEN 錠

　　用法用量 1回500mg　1日2回

　　特徴 免疫調節薬。腸溶性製剤。粉砕不可

　　副作用 皮膚症状、血液障害など

» ③ **一般名** エタネルセプト／**商品名** エンブレル 注・シ・ペ

　　用法用量 週2回または週1回注射　週2回の場合は1日1回10-

25mg　週1回の場合は1日1回25-50mg　皮下注

特徴 TNFα阻害薬。バイオシミラー製剤あり

副作用 感染症、肝障害など

» ④ **一般名** トシリズマブ ／ **商品名** アクテムラ 注

用法用量 点滴：1回8mg/kg　4週毎

　　　　　皮下注：1回162mg　2週毎

特徴 抗IL-6受容体ヒト化抗体。皮下注製剤は自己注可

副作用 感染症、肝障害など

» ⑤ **一般名** アバタセプト ／ **商品名** オレンシア 注

用法用量 点滴：〈60kg未満〉1回500mgを2週　4週以後4週毎

　　　　　皮下注：週1回125mg

特徴 T細胞選択的共刺激調節薬。皮下注製剤は自己注可

副作用 上気道感染、口内炎、帯状疱疹など

» ⑥ **一般名** トファシチニブ ／ **商品名** ゼルヤンツ 錠

用法用量 1回5mg　1日2回

特徴 JAK阻害薬。腎機能障害患者は減量して投与

副作用 鼻咽頭炎、頭痛、帯状疱疹など

看護&観察のポイント

» メトトレキサートの投薬には厳重に注意し、誤用、過量投与を防止するための十分な指導を行う

» 発熱、咳、呼吸困難など呼吸器症状が現れた場合は速やかに受診するよう説明する

» 薬剤投与中は感染症のリスクが高くなるため、手洗い、うがいなど感染対策を指導する

» 副作用予防に、葉酸（フォリアミン錠）を併用することがある

全身性エリテマトーデス

Systemic lupus erythematosus（SLE）

🐾 主な症状と治療法 ·········

　自己免疫疾患の一つ。全身性炎症性病変を特徴とする。発熱、全身倦怠感などの全身症状と、蝶形紅斑や円板状紅斑などの皮膚症状、筋肉・関節痛、腎障害、血液障害、神経障害など多彩な症状が患者毎に異なって現れる。治療は低疾患活動性や寛解の達成を目標に、ステロイド薬による薬物治療を基本に免疫抑制薬も用いられる。補助的療法として血漿交換療法がある。

　　[245頁 表7. 免疫調節・抑制薬 参照]

🐾 治療に使われる主な薬と使い方 ·········

🍒 ステロイド薬

» ① （一般名）**プレドニゾロン** ／ （商品名）プレドニン 錠

　（用法用量）初回1日20-30mg　1日1-2回　漸減し1日7.5mgを
　　目標に調節していく

　（特徴）最も用いられる。電解質代謝の副作用が少ない

» ② （一般名）**メチルプレドニゾロン** ／ （商品名）ソル・メドロール 注

　（用法用量）1日500-1,000mg　点滴3日間

　（特徴）抗炎症・免疫抑制作用はプレドニゾロンより強力。パル
　　ス療法に適用

　（副作用）〈①②共通〉高血糖、胃潰瘍、血栓症、ムーンフェイス、
　　中心性肥満など

🧪 免疫抑制薬

» ① **一般名** ヒドロキシクロロキン／ **商品名** プラケニル 錠

用法用量 31≦理想体重＜46kg：1日1回200mg

46≦理想体重＜62kg：1回200mgと1回400mgを隔日

62kg≦理想体重：1日1回400mg

特徴 標準治療薬。感染症リスクを上げない

副作用 網膜症、黄斑変性などの眼障害、低血糖など

» ② **一般名** ミコフェノール／ **商品名** セルセプト カ・懸散

用法用量 1回250-1,000mg　1日2回　12時間毎

1日の上限3,000mg

特徴 ステロイド薬と併用でループス腎炎に適用

カプセル服用困難者には懸濁用散剤あり

副作用 感染症、催奇形性など

» ③ **一般名** ベリムマブ／ **商品名** ベンリスタ 注

用法用量 皮下注：1回200mg 毎週

点滴：10mg/kgを初回・2・4週に投与　5週目から

1週毎　点滴1時間

特徴 生物学的製剤。既存治療で効果不十分な場合に上乗せ

副作用 重篤な感染症、進行性多巣性白質脳症、間質性肺炎など

看護&観察のポイント

» 免疫抑制薬服薬中は日光やUV光線の照射を避ける

» 理想体重はブローカ式桂変法により算出する

» ミコフェノールは催奇形性があるため懸濁散の調製は安全
キャビネット内が望ましい

» ベリムマブ点滴静注用の調製はクリーンベンチ内で無菌的に
行う

用語の説明 ブローカ式桂変法➡（身長−100）×0.9（女性0.85）

シェーグレン症候群

Sjögren's syndrome（S.S）

主な症状と治療法

　自己免疫疾患の一つ。ドライアイやドライマウスなどの乾燥症状を示す腺症状と関節炎や関節痛、レイノー症状など病変が全身諸臓器に及ぶ腺外症状がある。乾燥症状の治療は保湿とそれぞれの乾燥症に合った薬物治療を行う。腺外症状には活動性や病状に応じてステロイド薬、免疫調整薬を使用する。他の膠原病を合併する場合は、合併する膠原病治療と並行して腺症状治療薬を用いる。
［277頁 表25. シェーグレン症候群治療薬 参照］

治療に使われる主な薬と使い方

● ドライアイ

» ① 一般名 **レバミピド** ／ 商品名 ムコスタ 点

　用法用量 1回1滴　1日4回　懸濁後点眼

　特徴 ムチン産生促進作用、単回製剤

　副作用 涙道閉塞、涙嚢炎など。一時的な眼のかすみ

» ② 一般名 **ジクアホソル** ／ 商品名 ジクアス 点

　用法用量 1回1滴　1日6回　点眼

　特徴 水分保持、ムチン分泌産生促進

　副作用 刺激感、眼の不快感など

» ③ 一般名 **精製ヒアルロン酸** ／ 商品名 ヒアレイン 点

　用法用量 0.1％製剤を1回1滴　1日5-6回　点眼

　特徴 保水性に優れる

　副作用 掻痒感、異物感、眼痛など

🦷 ドライマウス

» ① **一般名** 人工唾液／**商品名** サリベートエアゾール

用法用量 1回1-2秒　1日4-5回　口腔内に噴霧

特徴 口腔粘膜上皮細胞の乾燥防止

副作用 嘔気、味覚変化、腹膨満感など

» ② **一般名** セベメリン／**商品名** サリグレン 囲

用法用量 1回30mg　1日3回

特徴 ムスカリン作動性アセチルコリン受容体に作用。唾液分泌促進

副作用 嘔気、腹痛、下痢、多汗など。間質性肺炎の増悪注意

🦷 ドライスキン

» **一般名** 白色ワセリン（白ワセ）／**商品名** プロペト 囲

用法用量 1日1-数回　患部に適量を塗布

特徴 安価。純度の高い白ワセでべたつき感が少ない

副作用 接触性皮膚炎

看護&観察のポイント

» 点眼薬は防腐剤が不使用の製剤が望ましい

» 口内の清潔保持とむし歯の治療状況を確認

» サリベートのエアゾール容器は噴霧回数が30回を超えると1回量が減少するため、少し長めに噴霧する

» セベメリン使用時には禁忌症（重篤な虚血性心疾患、喘息、COPDなど）の確認

腰部脊柱管狭窄症
Lumbar spinal canal stenosis

主な症状と治療法

脊髄の神経通路である脊柱管が狭窄し、神経圧迫、血流低下によってしびれや痛みを生じる疾患。原因は加齢などによる背骨や椎間板の変形、黄色靱帯の変性。進行すると下肢の脱力感や歩行困難（間歇性跛行）、排尿・排便障害が生じる。保存療法では生活指導や運動療法、薬物療法、神経ブロックなどがある。

治療に使われる主な薬と使い方

ビタミン B_{12}

» **一般名** メコバラミン ／ **商品名** メチコバール 錠・細

用法用量 1回500μg　1日3回

特徴 末梢神経修復作用。他の同種薬より神経移行性が高い

副作用 食欲不振、悪心・嘔吐、下痢

経口プロスタグランジン E1 誘導体製剤

» **一般名** リマプロスト ／ **商品名** オパルモン 錠

用法用量 1回5μg　1日3回

特徴 血流増加作用および血小板凝集抑制作用を有する

副作用 肝機能障害、黄疸

神経障害性疼痛緩和剤

» **一般名** プレガバリン ／ **商品名** リリカ OD・カ

用法用量 初期用量として1回75mg　1日2回　1週間以上かけて1日300mgまで漸増　最高用量は1日600mgまで

特徴 神経伝達物質放出抑制

副作用 めまい、傾眠、眼障害など

セロトニン・ノルアドレナリン再取り込み阻害薬（SNRI）

» **一般名** デュロキセチン／**商品名** サインバルタ カ

用法用量 1日20mgより開始　1週間以上の間隔をあけて　1日20mgずつ増量　1日60mgまで

特徴 投与早期は消化器症状に注意

副作用 めまい、傾眠、精神症状など

看護&観察のポイント

» 日常生活で姿勢を正しく保つ指導を行う

» 杖歩行やシルバーカーの利用にあたってはリハビリテーションに相談する

» 腰部脊柱管狭窄症はロコモティブシンドローム（ロコモ：運動器症候群）の一つ。積極的にリハビリテーションを活用する

» リマプロストは血小板凝集抑制作用があるため、周術期の前後に休薬が必要な場合がある

» 腎機能低下時のプレガバリン投与は副作用発現リスク上昇

» プレガバリンやデュロキセチンの投与を中止する場合には、患者の状態を観察しながら徐々に減量する

» デュロキセチンは併用薬を確認する

» めまいや傾眠の副作用がある薬剤を投与中の患者には、自動車の運転など危険を伴う機械の操作に従事しないよう指導する

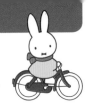

化膿性脊椎炎
Vertebral osteomyelitis

主な症状と治療法

　細菌が椎間板に感染し、周囲の軟骨終板や椎体を破壊する。感染経路としては血行性感染が主である。感染による炎症や脊柱の変形・不安定性のため発熱や腰背部痛が起こる。発熱は50%以下しか認められないことに注意が必要である。原則的に6-8週間の抗菌薬治療が望ましい。抗菌薬治療が長期となるため血液培養を実施し原因菌の同定を行うことが重要である。血液培養が陰性の場合には生検も考慮する。原因菌としては黄色ブドウ球菌が50%以上を占めている。経口投与は経静脈投与に比較して用量が不足するため、経口抗菌薬で治療を開始することは推奨されない。

治療に使われる主な薬と使い方

メチシリン感受性黄色ブドウ球菌を標的とする場合

» 一般名 **セファゾリン** ／ 商品名 **セファメジン** 注
用法用量 1回2g　1日3回
特徴 グラム陽性球菌に強い。中枢移行性がない
副作用 下痢、AST/ALT上昇

セファゾリンにアレルギーまたはMRSAを標的とする場合

» 一般名 **バンコマイシン** ／ 商品名 **塩酸バンコマイシン** 注
用法用量 ／ 特徴 ／ 副作用 [148頁「感染性心内膜炎」参照]

原因菌が判明した時に用いる主な抗菌薬

　[234頁 表1. 抗菌薬 参照]

看護&観察のポイント

» 治療開始後、症状（発熱、腰痛、しびれ・麻痺などの神経症状）を観察する

» 治療が長期間に及ぶため、患者の身体的・精神的ストレスに配慮する

» 以下、[098頁「市中肺炎」、100頁「院内肺炎」参照]

白癬
Tinea

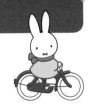

🐾 主な症状と治療法

　皮膚糸状菌（白癬菌）によって生じる表在性皮膚真菌症の一つ。感染部位により足白癬、生毛部白癬（股部、体部）、頭部白癬、爪白癬などに区分される。足白癬の症状は小水疱型では痒みを伴う小水疱、趾間型では足指の間の皮膚剥離、角質型は足裏のヒビや硬化がみられる。生毛部白癬は円-楕円形の紅斑と鱗屑、痒みがある。爪白癬では爪の黄濁、肥厚、剥離がみられる。抗真菌外用・内服薬で治療する。[278頁 表26. 皮膚科外用薬、234頁 表1. 抗菌薬参照]

🐾 治療に使われる主な薬と使い方

🍒 抗真菌外用薬

» ① **一般名** ルリコナゾール／**商品名** ルリコン 軟・ク・外
　　特徴 イミダゾール系

» ② **一般名** テルビナフィン／**商品名** ラミシール ク・外・ス
　　特徴 アリルアミン系

» ③ **一般名** リラナフタート／**商品名** ゼフナート ク・外
　　特徴 チオカルバミン酸系

» ④ **一般名** ブテナフィン／**商品名** ボレー ク・外・ス
　　特徴 ベンジルアミン系

» ⑤ **一般名** エフィナコナゾール／**商品名** クレナフィン 外

　特徴 トリアゾール系、爪白癬専用、刷毛一体型容器

　用法用量〈①-⑤共通〉外用薬 1日1回 塗布

　　　　　趾間型：2ヶ月

　　　　　水疱型：3ヶ月

　　　　　角化型：6ヶ月

　副作用〈①-③共通〉接触皮膚炎

抗真菌内服薬

» ① **一般名** テルビナフィン／**商品名** ラミシール 錠

　用法用量 爪白癬：1日1回125mg

　特徴 腸管からの吸収良。半減期が長く組織移行性も良い

　副作用 重篤な肝障害、汎血球減少症など

» ② **一般名** イトラコナゾール／**商品名** イトリゾール カ・内

　用法用量 爪白癬： カ 1回200mg　1日2回　食直後

　　　　　"1週間投薬。3週間休薬〈パルス療法〉" を 3回

　　　　　爪白癬以外：1日1回50-100mg　食直後

　特徴 テルビナフィンと同じ。内用液は空腹時

　副作用 うっ血性心不全、肺水腫など

看護&観察のポイント

» 外用薬は見た目の患部より広い範囲に塗布

» 爪白癬外用薬は周辺の皮膚に付着した薬液を拭きとる

» 内服薬は定期的な血液検査、肝機能検査を実施

皮膚炎 （湿疹）
Dermatitis （Eczema）

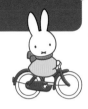

主な症状と治療法

　皮膚の表皮・真皮上層に起こる炎症の総称で、湿疹ともいう。皮膚炎は接触皮膚炎やアトピー性皮膚炎の他に手湿疹、脂漏性皮膚炎、汗疱状湿疹、汗疹性湿疹などでみられる。急性期では痒みや発赤、丘疹、水疱などが現れ、慢性期では皮膚の苔癬化や色素沈着がみられる。外用薬（ステロイドや保湿薬）と内服薬治療を主体に治療する。[278頁 表26. 皮膚科外用薬、281頁 表28. 抗アレルギー薬 参照]

治療に使われる主な薬と使い方

ステロイド外用薬

　一般名 ／ 商品名 ／ 特徴

» ① **ジフルプレドナート**／マイザー 軟・ク ／ベリーストロング・重症例に使用

» ② **デキサメタゾン**／メサデルム 軟・ク・ロ ／ストロング・中等症に使用

» ③ **クロベタゾン**／キンダベート 軟 ／ミディアム・軽症に使用

　用法用量 〈①-③共通〉1日1-数回塗布
　特徴 〈①-③共通〉抗炎症・止痒作用
　副作用 〈①-③共通〉皮膚感染症

免疫抑制外用薬

» 一般名 **タクロリムス水和物**／ 商品名 プロトピック 軟

用法用量 1日1-2回塗布　1回量5gまで

特徴 ステロイド外用薬無効例、アトピー性皮膚炎に適用
2歳以上の小児には小児用製剤を使用

副作用 適用部位の熱感、皮膚感染症など

🍒 ステロイドを含まない外用薬

» **一般名** ヘパリン類似物質／**商品名** ヒルドイドソフト 軟 など

用法用量 1日1-数回塗布

特徴 持続性保湿作用。多様な剤形

副作用 皮膚刺激感

🍒 抗ヒスタミン内服薬

» **一般名** フェキソフェナジン／**商品名** アレグラ 錠 ・ OD

用法用量 1回60mg　1日2回

特徴 掻把痒軽減。第二世代薬で眠気減少

副作用 頭痛など

看護&観察のポイント

» 外用薬の使い方（FTU、塗り方、塗るタイミングなど）や保管方法
を指導

» 1FTUは径5mmチューブで成人示指第一関節まで絞り出し
た量

» 外用薬の複数処方の場合、塗る順序の確認は必須

» タクロリムス水和物は日光暴露を避け、投与2週間で効果判
定

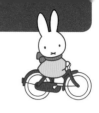

帯状疱疹
Herpes zoster

主な症状と治療法

　潜伏感染していた水痘・帯状疱疹ウイルスの再活性化による感染症。片側の神経分布領域に一致した神経痛様疼痛や知覚異常に続き、紅斑・小水疱が出現し、びらんや潰瘍を形成する。疼痛緩和と帯状疱疹後神経痛などの合併症の防止を目標に鎮痛薬と抗ウイルス薬（皮疹発生から5日以内の開始が望ましい）による薬物治療を行う。

［236頁 表2. 抗ウイルス薬 参照］

治療に使われる主な薬と使い方

抗ウイルス薬

» ① **一般名** バラシクロビル／**商品名** バルトレックス 錠・顆

用法用量 1回1,000mg　1日3回　7日間

特徴 アシクロビルのプロドラッグで服薬回数が少ない

副作用 腎機能低下など

» ② **一般名** ファムシクロビル／**商品名** ファムビル 錠

用法用量 1回500mg　1日3回　7日間

特徴 生物学的利用能が高い

副作用 腎機能低下など

» ③ **一般名** アメナメビル／**商品名** アメナリーフ 錠

用法用量 1日1回400mg　食後　7日間

特徴 腎機能に影響されない

副作用 多形紅斑など

» ④ **一般名** **アシクロビル** ／ **商品名** ゾビラックス 注・錠・顆

用法用量 注射：1回5mg/kg　1日3回　7日間　点滴静注

内服：1回800mg　1日5回

特徴 注射は重症例で使用

副作用 汎血球減少、腎機能低下など

» ⑤ **一般名** **ビダラビン** ／ **商品名** アラセナ-A 注・軟・ク

用法用量 外用：1日1-4回塗布

注射：1回5-10mg/kg　5日間　点滴静注

特徴 帯状疱疹適応の唯一の外用薬。注射は免疫抑制患者の
帯状疱疹に適用

副作用 皮膚刺激感など

帯状疱疹後神経痛治療薬

» **一般名** **プレガバリン** ／ **商品名** リリカ 錠・カ

用法用量 1回75mg　1日2回から開始　漸増法

維持量1日300mg　1日2回

特徴 帯状疱疹後神経痛の第一選択薬

副作用 めまい、傾眠、肥満など

看護&観察のポイント

» 投与量調整が必要な場合があるため、抗ウイルス薬の内服に
際して腎・肝機能を確認する

» 水痘未罹患患者との接触は避けるように指導

乾癬
かん　せん
Psoriasis

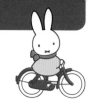

🐾 主な症状と治療法

　表皮の慢性炎症と新陳代謝異常（角化異常）を特徴とする炎症性角化症。炎症による紅斑・掻痒と健常皮膚の約10倍の速さのターンオーバー（生まれ変わり）による鱗屑が特徴。関節炎を伴わない尋常性がほとんど（80-90%）。症状改善と寛解期間の延長を目指して外用薬療法を基本に光線療法、内服薬、生物学的製剤を用いた治療を行う。[278頁 表26. 皮膚科外用薬、245頁 表7. 免疫調節・抑制薬 参照]

🐾 治療に使われる主な薬と使い方

🍒外用薬

　[214頁「皮膚炎（湿疹）」ステロイド外用薬 参照]

» ① **一般名 タカルシトール／商品名 ボンアルファ** 軟・ク・ロ
　用法用量 低濃度製剤は1日2回　高濃度製剤は1日1回
　特徴 活性型ビタミンD₃外用剤。角化異常抑制
　副作用 高カルシウム血症

» ② **一般名 カルシポトリオール・ベタメタゾン**
　商品名 ドボベット 軟・ゲ
　用法用量 1日1回塗布
　特徴 ビタミンD₃＋ステロイド配合外用剤
　副作用 高カルシウム血症、感染症

🧴 内服薬

» ① **一般名 シクロスポリン** ／ **商品名 ネオーラル** カ・内
用法用量 1日5mg/kgを1日2回で開始　漸減
維持量は1日3mg/kg　1日2回
特徴 免疫抑制薬。ヘルパーT細胞活性抑制作用
副作用 腎・肝障害

» ② **一般名 アプレミラスト** ／ **商品名 オテズラ** 錠
用法用量 1日1回10mgより開始　漸増
維持量は1回30mg　1日2回
特徴 PDE4阻害。過剰免疫抑制。24週以内で効果判定
副作用 重度の下痢など

» ③ **一般名 エトレチナート** ／ **商品名 チガソン** カ
用法用量 寛解導入　1日40-50mg　1日2-3回　2-4週
寛解維持は1日10-30mg　1日1-3回
特徴 ビタミンA誘導体。角化異常抑制。要同意書
副作用 口唇炎、催奇形性など

🧴 生物学的製剤

［202頁「関節リウマチ」参照］

看護&観察のポイント

» 外用薬、内服薬ともに用法用量の厳守を指導

緑内障
Glaucoma

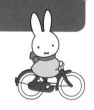

🐾 主な症状と治療法

　　緑内障は、視神経と視野に障害があり、眼の機能的構造的異常を特徴とする疾患。自覚症状としては暗点出現、視野狭窄が一般的。視神経障害および視野障害は、緩やかに進行するため視野障害を自覚しにくいが進行は不可逆的であるため、早期発見、早期治療が重要。眼圧が上昇する原因により原発、発達、続発緑内障に分類されるが、眼圧が正常な緑内障（正常眼圧緑内障）が全緑内障の約7割を占める。治療は点眼薬による薬物療法、レーザー治療、手術がある。眼圧を低下させることで改善や抑制となる。[280頁　表27．緑内障治療用点眼薬　参照]

🐾 治療に使われる主な薬と使い方

🍒 プロスタグランジン誘導体：房水流出促進

» **一般名** ラタノプロスト／**商品名** キサラタン 点

用法用量 1日1回1滴　左記を超えての使用不可

特徴 ブドウ膜強膜流出路に作用。第一選択薬。遮光保存。
　　　　開封前は2-8℃で遮光、開封後は室温保存可

副作用 色素沈着・角膜充血など

🍒 β遮断薬：房水産生抑制

» **一般名** チモロール／**商品名** チモプトールXE 点

用法用量 1日1回1滴

特徴 禁忌疾患あり、他点眼薬併用時は10分以上あけること

副作用 眼刺激・角膜障害・霧視・徐脈など

炭酸脱水酵素阻害薬：房水産生抑制
- » **一般名** ドルゾラミド ／ **商品名** トルソプト 点
  - **用法用量** 1回1滴　1日3回
  - **特徴** 重篤な腎障害患者に禁忌。併用療法で使用する
  - **副作用** 眼刺激・角膜充血・眼のかすみなど

アドレナリンα2受容体作動薬：房水産生抑制＋房水流出促進
- » **一般名** ブリモニジン ／ **商品名** アイファガン 点
  - **用法用量** 1回1滴　1日2回
  - **特徴** 第二選択薬、自動車運転など危険を伴う機械の操作不可
  - **副作用** 点状角膜炎・眼瞼炎・角膜充血・そう痒など

Rho キナーゼ阻害薬：房水流出促進
- » **一般名** リパスジル ／ **商品名** グラナテック 点
  - **用法用量** 1回1滴　1日2回
  - **特徴** 線維柱帯流出路に作用。第二選択薬
  - **副作用** 角膜充血・結膜炎・眼瞼炎など

看護&観察のポイント

- » 多剤併用する場合、副作用の出現や、アドヒアランスの低下に注意する
- » β遮断薬どうしなど薬理学的作用点が同じ薬剤は併用しない
- » 高齢、家族歴、2型糖尿病、アドヒアランス不良などの危険因子の確認を行う
- » 認知機能低下、運転能力低下、転倒リスクに注意する
- » 失明の可能性があると診断された場合、本人家族の精神的負担に注意する
- » コンタクトレンズは、外して使用することが望ましい

アレルギー性結膜炎
Allergic conjunctivitis

主な症状と治療法

I型アレルギーが関与する結膜の炎症性疾患。痒みや異物感、眼脂、流涙などの自覚症状と結膜の充血・浮腫などの炎症性変化がみられる。抗アレルギー点眼薬が第一選択薬で重症度に応じてステロイド点眼薬を使用する。難治性重症例では免疫抑制点眼薬やステロイドの内服、眼瞼結膜下注射を用い、乳頭切除術などの外科的治療も検討される。[281頁 表28. 抗アレルギー薬 参照]

治療に使われる主な薬と使い方

抗アレルギー点眼薬（メディエーター遊離抑制薬）

» ① **一般名** イブジラスト／**商品名** ケタス 点
- **用法用量** 1回1-2滴　1日4回
- **特徴** 好酸球・好中球遊走抑制など抗炎症作用もある

» ② **一般名** ペミロラスト／**商品名** アレギサール 点
- **用法用量** 1回1滴　1日2回
- **特徴** 作用が持続性
- **副作用** 眼瞼炎、刺激感、眼痛など

抗アレルギー点眼薬（抗ヒスタミン薬）

» ① **一般名** レボカバスチン／**商品名** リボスチン 点
- **用法用量** 1回1-2滴
- **特徴** 懸濁液

» ② **一般名** エピナスチン／**商品名** アレジオン 点

用法用量 1回1滴　1日4回

特徴 1日2回点眼の持続性製剤（LX）もある

副作用 〈①②共通〉刺激感、眼脂、眼痛など

🍬 ステロイド点眼薬

» **一般名** フルオロメトロン／**商品名** フルメトロン 点

用法用量 1回1-2滴　1日2-4回

特徴 懸濁液。眼圧上昇は少ない

副作用 緑内障、角膜ヘルペス・真菌症など

🍬 免疫抑制薬

» **一般名** タクロリムス／**商品名** タリムス 点

用法用量 振盪懸濁後1回1滴　1日2回

特徴 眼瞼結膜巨大乳頭の増殖があり、抗アレルギー薬の効果が不十分な春季カタルに適用

副作用 眼の異常感、咽頭刺激感、流涙増加など

看護&観察のポイント

» 製剤により含水性ソフトコンタクトレンズ装用時の点眼を避ける必要あり

» タクロリムス使用時は定期的に眼圧測定

メニエール病

Meniere's disease

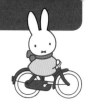

主な症状と治療法

難聴、耳鳴り、耳閉塞感等の聴覚症状を伴い、めまい発作を繰り返す内耳疾患。発作期と間欠期に分けられる。発作期の治療は、めまいの鎮静化と難聴の軽減を目的に薬物療法を行う。難聴を伴う場合は副腎皮質ステロイド薬を投与する。

間欠期はめまい発作の再発・難聴の進行予防を目標に薬物療法や生活指導などの保存的治療から、中耳加圧治療、内リンパ嚢開放術、選択的前庭機能破壊術などの段階的な治療が行われる。

治療に使われる主な薬と使い方

🍒 浸透圧利尿薬

» **一般名** イソソルビド／**商品名** イソバイド Sy

用法用量 1日90-120mL　1日3回

漸減（1日60mL→1日30mL→OFF）

冷水で2倍希釈して経口投与可

特徴 浸透圧利尿薬。保存的治療の内リンパ水腫軽減に使用

副作用 吐気・悪心・下痢・嘔吐・不眠・頭痛など

🍒 抗ヒスタミン薬

» **一般名** ジフェンヒドラミン他／**商品名** トラベルミン 配

用法用量 1回1錠　1日3-4回　頓服　噛まずに服用

特徴 めまい改善薬。動揺病にも使用される

副作用 抗コリン作用による動悸・眠気・倦怠感・口渇など。

閉塞隅角緑内障・前立腺肥大のある患者には禁忌

🐚 内耳循環改善薬

» ① （一般名）ベタヒスチン／（商品名）メリスロン 錠

（用法用量）1回6-12mg　1日3回　1回12mg推奨

（特徴）内耳循環改善作用、脳血流量改善作用など

（副作用）悪心・嘔吐・過敏症・発疹など。長期使用は非推奨

» ② （一般名）ジフェニドール／（商品名）セファドール 錠 ・ 顆

（用法用量）1回25-50mg　1日3回

（特徴）椎骨動脈循環調整、眼振抑制作用など

（副作用）口渇、食欲不振などの消化器症状など

🐚 漢方薬

» （一般名）苓桂朮甘湯（りょうけいじゅつかんとう）／（商品名）ツムラ苓桂朮甘湯エキス顆粒 顆

（用法用量）1日7.5g　1日2-3回食前または食間

（特徴）めまいの第一選択薬

（副作用）ミオパチー、偽アルドステロン症

🐚 その他

» （一般名）炭酸水素ナトリウム／（商品名）メイロン 注 7%

（用法用量）1袋250mL　緩徐に点滴

（特徴）めまい発作に有効

（副作用）血管痛など。血管外漏出に注意

看護&観察のポイント

» 発作誘因となる過労・睡眠不足・ストレス回避を指導

» アルコール摂取制限、禁煙指導を行う。飲水2L/日を推奨

» 炭酸水素ナトリウム注射液は外袋開封前にインジケーターの「黄色」を確認

» 投与開始時の点滴筒液量注意

» 抗不安薬、ビタミンB12、漢方薬を併用することが多い

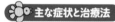

アレルギー性鼻炎

Allergic rhinitis

🐾 主な症状と治療法

　鼻粘膜の I 型アレルギー疾患。くしゃみ、鼻水（水溶性鼻漏）、鼻閉が主な症状。日常生活に支障をきたさないことを目標に、ダニや花粉などのアレルゲンからの回避、重症度と病型に合わせた薬物療法、アレルゲン免疫療法を行う。鼻内に鼻中隔湾曲などの構造的異常がある場合は手術を考慮する。

　［281頁 表28. 抗アレルギー薬 参照］

🐾 治療に使われる主な薬と使い方

🍒 抗アレルギー点鼻薬

» ① 【一般名】ケトフェン／【商品名】ザジテン 鼻用
　　【用法用量】1回に左右鼻腔に各1噴霧　1日4回
　　【特徴】抗ヒスタミン作用もある
　　【副作用】鼻乾燥感、鼻刺激感など

» ② 【一般名】レボカバスチン
　　【商品名】リボスチン 鼻用
　　【用法用量】1回各鼻腔に2噴霧　1日4回
　　【特徴】ヒスタミンH1受容体拮抗薬
　　【副作用】鼻内刺激感など

🍒 ステロイド点鼻薬

» ① 【一般名】フルチカゾン／【商品名】アラミスト 鼻用
　　【用法用量】1日1回各鼻腔に2噴霧

特徴 全身的影響が少ない。横押し型
副作用 発疹、鼻出血など

» ② **一般名** デキサメタゾン／**商品名** エリザス 鼻用
用法用量 1日1回各鼻腔に1噴霧
特徴 粉末製剤。全身的影響が少ない
副作用 鼻部不快感、咽頭不快感など

アレルゲン免疫療法薬

» ① **一般名** 標準化スギ花粉エキス／**商品名** シダキュア 錠
用法用量 開始1週間：2,000JAU 1日1回
　　　　　2週目以降：5,000JAU 1日1回
　　　　　舌下に1分間保持後、飲み込む　5分間飲食禁止
特徴 スギ花粉アレルギーの自然経過の改善効果

» ② **一般名** ヤケヒョウヒダニ・コナヒョウヒダニエキス
商品名 アシテア 錠
用法用量 開始日：1回100単位　1日1回
　　　　　2日目：1回200単位
　　　　　3日目以降：1回300単位　舌下で溶解するまで保持
　　　　　後、飲み込む　その後5分間は飲食禁止
特徴 ダニアレルギーの自然経過の改善効果

副作用 〈①②共通〉口内炎、舌下・口腔内腫脹など

看護&観察のポイント

» 点鼻外用薬使用前には鼻をかむ
» アレルゲン免疫療法薬の初回投与は医療機関内で行う

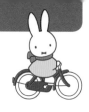

婦人科疾患

子宮内膜症
Endometriosis

🐾 主な症状と治療法

　子宮内膜またはそれに似た組織が何らかの原因で卵巣、ダグラス窩、仙骨子宮靭帯、卵管や膀胱子宮窩などで発生し発育する疾患。20-30代で発症することが多く、30-34歳でピークを迎える。月経痛の他、不妊や腰痛、下腹痛、排便痛、性交痛などがみられる。症状、重症度、年齢、挙児希望の有無など総合的に判断し薬物療法や手術療法を選択する。[283頁 表29. 子宮内膜症用薬 参照]

🐾 治療に使われる主な薬と使い方

🍒 GnRHアナログ製剤：偽閉経療法

» 一般名 ブセレリン／商品名 スプレキュア 鼻用・注

　用法用量 点鼻：月経周期1-2日目から1日3回
　　　　　　　1回あたり左右鼻腔内に各1噴霧

　　　　　注射：1回1筒　4週毎皮下注
　　　　　　　初回のみ月経周期1-5日目4週毎に皮下注

　特徴 使用限度6回

　副作用 更年期障害様のうつ症状、脱毛、不正出血など

🍒 低用量卵胞・黄体ホルモン配合製剤 (低用量ビル)：偽妊娠療法

» 一般名 ドロスピレノン・エチニルエストラジオール

　商品名 ヤーズフレックス 配

　用法用量 1日1錠。1-24日目まで連続服用。25日目から3日間
　　　　　　連続で出血がある場合、または連続服薬が120日に
　　　　　　達した場合は、4日間休薬後5日目より連続服薬再開

特徴 当面は妊娠の予定がない女性の症状コントロール

副作用 四肢・肺・心臓・脳・網膜などの血栓症、臓器出血など

黄体ホルモン製剤

» ① **一般名** ジエノゲスト／**商品名** ディナゲスト 錠

用法用量 1回1mg　1日2回　月経周期2-5日目より開始

特徴 プロゲステロン受容体アゴニスト。原則1年間

副作用 重篤な不正出血、貧血、頭痛、嘔気、発疹など

» ② **一般名** レボノルゲストレル／**商品名** ミレーナ

用法用量 1個を子宮腔内に装着

特徴 子宮内黄体ホルモン放出システム。
　　　　装着後5年間を超えないで除去・交換

副作用 骨盤内炎症性疾患、異所性妊娠、子宮穿孔など

消炎鎮痛薬：月経痛の対症療法
[241頁 表5. 解熱鎮痛薬 参照]

看護&観察のポイント

» 出血量が多く持続する場合などは受診するよう指導
» GnRHアナログ製剤治療期間中は避妊するよう指導
» 黄体ホルモン製剤は妊娠していないことを確認
» レボノルゲストレル装着による副作用や装着後の管理を指導
　する

抗毒素とワクチンの違い Antitoxin & Vaccine

🐾 主な症状と治療法

　抗毒素は毒素をウマに投与し、ウマの血清から精製した免疫グロブリン製剤。治療可能な疾患はジフテリア、ボツリヌス症、ガス壊疽、マムシ・ハブ咬症で、重篤かつ致命的な経過をたどることから緊急の治療法として抗毒素を投与する。ジフテリアはジフテリア菌による急性感染症。咽頭に偽膜が形成される呼吸器ジフテリアにおいて使用する。ボツリヌス症はすべての随意筋で麻痺が起こるおそれが強い場合に使用する。ガス壊疽は病巣の急速な拡大と全身状態の急激な悪化が予見される場合に投与する。蛇毒ではそれぞれに対応した抗毒素を投与する。

　予防接種は、健康時にワクチン類を体内に入れることをいう。病原体に対する免疫を持たない人への免疫賦与あるいは免疫を増強し感染予防、発病予防、重症化予防を通じて個人の健康を確保し、併せて感染症の蔓延予防や感染症の排除・根絶による公衆衛生の向上を目的としている。ワクチン類には生ワクチン、不活化ワクチン、トキソイドがある。[284頁 表30. ワクチン類 参照]

🐾 治療に使われる主な薬と使い方

🧄 **抗毒素**：ウマの血清から精製した免疫グロブリン製剤

　[284頁 表30. ワクチン類 参照]

🧄 **生ワクチン**：弱毒化したウイルスや細菌等のワクチン

» ① 一般名 **ロタウイルスワクチン** ／ 商品名 **ロタリックス** 内

　用法用量 1回1.5mL　4週間以上間隔で2回経口摂取

　特徴 定期A類。ロタウイルスによる胃腸炎予防

» ② **一般名** 乾燥BCGワクチン／**商品名** 乾燥BCGワクチン 注
　　用法用量 1回1A　経皮用　溶剤で溶解後上腕外側のほぼ中央
　　　　　　　部に滴下塗布し経皮用接種針（管針）で接種
　　特徴 定期A類。結核の予防

» ③ **一般名** 麻しん風しん混合ワクチン／**商品名** ミールビック 注
　　用法用量 溶剤で溶解後1回0.5mLを皮下注　2回接種
　　特徴 定期A類。麻疹、風疹の予防。妊婦注意

» ④ **一般名** 水痘ワクチン／**商品名** 乾燥弱毒生水痘ワクチン 注
　　用法用量 溶剤で溶解後1回0.5mLを皮下注　2回接種
　　特徴 定期A類。水痘、50歳以上の帯状疱疹予防も可

» ⑤ **一般名** 生おたふくかぜワクチン
　　商品名 おたふくかぜ生ワクチン 注
　　用法用量 溶剤で溶解後1回0.5mLを皮下注　1-2回接種
　　特徴 任意。おたふくかぜの予防
　　副作用 無菌性髄膜炎

不活化ワクチン：病原体を不活化したワクチン
［284頁 表30. ワクチン類 参照］

　　看護&観察のポイント
» 被接種者や保護者への副反応・体調変化の説明
» 年長児・成人接種時の血管迷走神経反射対策
» 接種後の観察の定型化
» 母子手帳への誤記入や誤接種防止手順の遵守

大人だって予防接種

　予防接種というと子供の予防接種が思い浮かびますが、大人にも推奨したい予防接種があります。

　シニア世代。この世代で抑えてきたいポイントは、現在のような予防接種制度がなかったか体制整備中に幼少期を過ごしてきたこと。そして公衆衛生が今ほど充実していない時代を過ごしてきたこと。結果、この世代より若い世代に心配な麻しんや風しんなどは自然免疫を獲得し（つまり罹患した）、破傷風など受動免疫が必要な予防接種が不十分という特徴があります。さらに加齢に伴う体力や免疫力の低下により呼吸器系の感染症に罹りやすく、重症化しやすい特徴もあります。そこで、この世代に推奨されるのは肺炎球菌ワクチンと毎年秋に接種するインフルエンザワクチンです。幼少期に自然治癒した水痘の原因ウイルスが活性化することで発症する帯状疱疹にも注意が必要です。強い痛みを伴う帯状疱疹後神経痛を回避するためにも接種を勧めてください。破傷風にも注意です。1967年以前は定期接種ではなかったので、ガーデニングや家庭菜園など土に触れる機会が多い方には接種を勧めてください。

　働き盛り世代。麻しん、風しん、水痘、おたふくかぜワクチンの接種状況を確認しましょう。子供よりも重症化し、妊婦ではさらに悪化します。破傷風の免疫も落ちています。災害ボランティアに参加の際には追加接種が必須です。また海外渡航や赴任にあたって接種が必要なワクチンがあるので、国別に調べておくと便利です。ワクチン接種証明書（英語版）を依頼されることがありますので準備しておきましょう。

　思春期から青年期世代では働き盛り世代と同様の予防接種が必要です。加えて子宮頸がんワクチン、髄膜炎菌ワクチンも強くお勧めします。

　予防接種で防げる大人の感染症。是非覚えておきましょう。

第 3 章

主な薬剤一覧

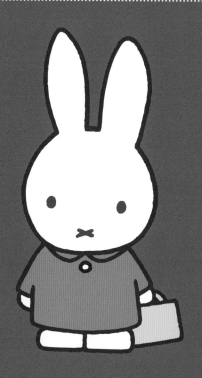

抗菌薬（表1）

（適応症は各抗菌薬に感性の原因菌による感染症）

	上段:一般名 下段:商品名（略号）	成人用法用量	特徴・注意点
ペニシリン	アモキシシリン サワシリン錠(AMPC)	250mg/回　3-4回/日	授乳禁
	クラブラン酸・アモキシシリン オーグメンチン錠(CVA/ AMPC)	250mg/回　3-4回/日	吸湿性が高い、粉砕不可
	スルバクタム・アンピシリン ユナシン-S注(SBT/ABPC)	3g/回　2回/日　点滴 重症感染症は4回/日	授乳禁
	ピペラシリン ペントシリン注(PIPC)	1-4g/回　2-4回/日 点滴	授乳禁 緑膿菌に有効
	タゾバクタム・ピペラシリン ゾシン注(TAZ/PIPC)	4.5g/回　3回/日　点滴 疾患により4回/日可	授乳禁。嫌気性菌に有効
セフェム	セファクロル ケフラールカプセル(CCL)	250mg/回　3回/日	授乳禁
	セファゾリン セファメジンα注(CEZ)	1-3g/回　3回/日　点滴	授乳禁 髄液移行不良
	セフォチアム パンスポリン注(CTM)	0.5-2g/日　2-4回/日 点滴	グラム陰性桿菌に有効
	セフトリアキソン ロセフィン注(CTRX)	1-2g/回　2回/日　点滴	半減期長　髄液移行良 腎機能低下症例にも可
	タゾバクタム・セフトロザン ザバクサ注(TAZ/CTLZ)	1.5g/回　3回/日　点滴 敗血症　肺炎は3g/回	授乳禁　緑膿菌 ESBL産生菌に有効
	セフメタゾール セフメタゾン注(CMZ)	1-2g/回　3回/日　点滴	嫌気性菌に適す ESBL産生菌にも有効
ペネム	メロペネム メロペン注(MEPM)	0.5-1g/回　2-3回/日 点滴　髄膜炎は6g/日可	授乳禁
	ドリペネム フィニバックス注(DRPM)	0.25g/回　2-3回/日 点滴	対緑膿菌抗菌力は カルバペネム中最強
MC	クラリスロマイシン クラリス注(CAM)	200mg/回　2回/日	
	アジスロマイシン ジスロマック錠・注(AZM)	内：500mg/回　3日間 注：500mg/回	授乳禁　希釈法注意 注は3日以上点滴可
TC	ミノサイクリン ミノマイシン錠・注(MINO)	内・注：初回100-200mg/回 以降12-24時間毎に100mg	授乳禁
	チゲサイクリン タイガシル注(TGC)	初回100mg/回　以降12時 間毎に50mg　点滴	多剤耐性アシネトバク ター用

上段:一般名 下段:商品名（略号）	成人用法用量	特徴・注意点
AG ゲンタマイシン ゲンタシン注(GM)	3mg/kg/日　3回/日 筋注・点滴	授乳禁
イセパマイシン エクサシン注(ISP)	400mg/日　1-2回/日 筋注・点滴	
抗MRSA薬 リネゾリド ザイボックス錠・注(LZD)	内・注:600mg/回　2回/日	バンコマイシン耐性腸球菌 に有効
バンコマイシン 塩酸バンコマイシン散・注 (VCM)	内:125-500mg/回 注:0.5g/回　4回/日 内服または点滴	内服は感染性腸炎用 授乳禁
テイコプラニン タゴシッド注(TEIC)	400　800mg/日　2回/日 点滴	授乳禁
ダプトマイシン キュビシン注(DAP)	4-6mg/kg/回/日　点滴	肺炎には無効
キノロン レボフロキサシン クラビット錠・注(LVFX)	内・注:500mg/回/日	
シタフロキサシン グレースビット錠(STFX)	50mg/回　2回/日 または100mg/回/日	嫌気性菌にも有効
ガレノキサシン ジェニナック錠(GRNX)	400mg/回/日	嫌気性菌にも有効
抗結核薬 リファンピシン リファジンカプセル(RFP)	450mg/回/日	食前。薬物相互作用 が多い
イソニアジド イスコチン錠・末・注(INH)	200-500mg/日 内:1-3回/日　注:筋・静注	末梢神経障害に注意 授乳禁
エタンブトール エブトール錠(EB)	0.75-1g/日　1-2回/日	視覚障害に注意。 授乳禁
抗真菌薬 フルコナゾール ジフルカンカプセル・シロップ・注(FLCZ)	内・注:50-200mg/回/日 点滴	血中半減期長　組織移行 性良　妊婦、授乳禁
イトラコナゾール イトリゾールカプセル・液・注 (ITCZ)	内:100-200mg/日 注:2日間200mg/回　2回/ 日　以降200mg/日 点滴1時間以上	カプセル:食直後、液:空腹 時　妊婦、授乳禁 注は専用フィルター使用
ミカファンギン ファンガード注(MCFG)	50-150mg/回/日　点滴	配合禁忌薬が多い。単独 投与
その他 ホスホマイシン ホスミシン錠・S注(FOM)	内:2-3g/日　3-4回/日 注:2-4g/日　2回/日　点滴	ナトリウムの含有が多い（注 のみ）
フィダキソマイシン ダフクリア錠(FDX)	200mg/回　2回/日	クロストリジウム・ディフィシル のみ

注）MC：マクロライド系　TC：テトラサイクリン系　AG：アミドグリコシド系

抗ウイルス薬 （表2）
（肝炎ウイルス、抗サイトメガロウイルス薬、HIV を除く）

	上段：一般名 下段：商品名（略号）	成人用法用量	特徴・注意点
抗ヘルペスウイルス薬	アシクロビル ゾビラックス錠、顆粒、点滴静注用、軟膏、眼軟膏	単純：200mg/回　5回/日 帯状：800mg/回　5回/日 注射：1回5mg/kg　3回/日 軟膏：適量を数回/日 眼軟膏：適量を5回/日	内服は5日間（単純疱疹）、7日間（帯状疱疹）、注射は7日間、点滴1時間以上。脳炎・髄膜炎は1回10mg/kgまで増量可
	バラシクロビル バルトレックス錠、顆粒	単純：500mg/回　2回/日 帯状・水痘：1,000mg/回　3回/日	単純疱疹：5日間、帯状疱疹：7日間、水痘：5-7日間
	ファムシクロビル ファムビル錠	単純：250mg/回　3回/日 帯状：500mg/回　3回/日	単純：5日間 帯状：7日間
	ビダラビン アラセナ-A点滴静注用	脳炎：1日10-15mg/kg 帯状：1日5-10mg/kg	脳炎：10日間 帯状：5日間
	アメナメビル アメナリーフ錠	400mg/回/日	帯状疱疹に適用
抗インフルエンザ薬	オセルタミビル タミフルカプセル、DS	75mg/回　2回/日　5日間	予防投与可
	ザナミビル リレンザ吸入	2吸入/回　2回/日　5日間	予防投与可 2吸入/回/日　10日間
	ラニナミビル イナビル吸入、吸入懸濁用	吸入：40mg/回　単回吸入 懸濁：160mg/回　単回吸入	予防投与可（吸入粉末） 40mg/回　単回吸入
	ペラミビル ラピアクタ点滴静注用	300mg/回　点滴15分	重症600mg/回/日 連日反復投与可

抗がん剤 (表3)

上段：一般名 下段：商品名（略号）		適応症（がんを省略）	特徴・注意点 催吐リスク/血管外漏出
代謝拮抗薬	ゲムシタビン ジェムザール注（GEM）	非小細胞肺、膵、胆、尿路、再発乳、卵巣、悪性リンパ腫	点滴の速度は30分厳守 軽度/炎症性
	テガフール・ギメラシル・オテラシル ティーエスワンOD錠（S-1）	胃、結・直腸、頭頚部、非小細胞肺、再発乳、膵、胆	基本的には食後投与 軽度/-
	カペシタビン ゼローダ錠（Cape）	再発乳、結・直腸、胃	基本的には食後投与 軽度/-
	フルオロウラシル 5-FU注（5FU）	胃、肝、結・直腸、食道、乳、膵、子宮頚・体、卵巣、肺、他	軽度/炎症性
	ペメトレキセド アリムタ注（PEM）	悪性胸膜中皮腫、非小細胞肺	ビタミンB₁₂と葉酸の投与確認。軽度/非壊死性
アルキル化薬	シクロホスファミド エンドキサン錠、注、散（CPA）	多発性骨髄腫、急・慢性白血病、悪性リンパ腫、肺、乳、子宮頚・体、卵巣、神経腫瘍、他	揮発性高、要曝露対策 高度（≧1.5g/㎡）/炎症性
白金製剤	シスプラチン ランダ注・ブリプラチン注（CDDP）	睾丸腫瘍、膀胱、腎盂・尿管腫瘍、前立腺、卵巣、他	高度/炎症性
	カルボプラチン パラプラチン注（CBDCA）	頭頚部、小細胞・非小細胞肺、卵巣、子宮頚、乳、他	中または高度/炎症性
	オキサリプラチン エルプラット注(L-OHP)	結・直腸、膵、胃、小腸	中等度/炎症性
微小管阻害薬	ビノレルビン ナベルビン注（VNR）	非小細胞肺、乳	最少度/壊死性
	ビンクリスチン オンコビン注（VCR）	白血病、悪性リンパ腫、小児腫瘍、多発性骨髄腫、他	最大投与量：2mg/回 最少度/壊死性
	ドセタキセル タキソテール注(DTX・DOC)	乳、胃、頭頚部、卵巣、食道、子宮体、前立腺、非小細胞肺	アルコール含有製剤あり 軽度/壊死性または炎症性
	パクリタキセル タキソール注(PTX・PAC)	卵巣、非小細胞肺、乳、胃、子宮頚・体、頭頚部、食道、他	アルコール含有製剤あり 軽度/壊死性または炎症性
	パクリタキセル（アルブミン懸濁型） アブラキサン注（nab-PTX）	乳、胃、非小細胞肺、膵	特定生物由来製剤 軽度/壊死性または炎症性

	上段：一般名 下段：商品名（略号）	適応症（がんを省略）	特徴・注意点 催吐リスク/血管外漏出
トポイソメラーゼ阻害薬	イリノテカン トポテシン注・カンプト注 (CPT-11)	小細胞・非小細胞肺、卵巣、子宮頸、胃、結・直腸、乳、他	中等度/炎症性
	エトポシド ラステット注(VP-16)	小細胞肺、悪性リンパ腫、急性白血病、睾丸腫瘍、膀胱、絨毛性疾患、胚細胞腫瘍、他	中等度/炎症性
アントラサイクリン	ドキソルビシン アドリアシン注（DXR・ADM）	悪性リンパ腫、肺、消化器、乳、膀胱腫瘍、骨肉腫、他	総投与量：500mg/㎡まで 高度（≦60mg/㎡）/壊死性
	エピルビシン ファルモルビシン注（EPI）	急性白血病、悪性リンパ腫、乳、卵巣、胃、肝、尿路上皮	総投与量：800mg/㎡まで 高度（≧90mg/㎡）/壊死性
アロマターゼ阻害薬	アナストロゾール アリミデックス錠	閉経後乳	―
	レトロゾール フェマーラ錠	閉経後乳	―
ホルモン療法薬	タモキシフェン ノルバデックス錠（TAM）	乳	抗エストロゲン薬 二次発がん（子宮体がん）
	フルベストラント フェソロデックス注	乳	抗エストロゲン薬 注射部位硬結（臀部）
	デガレリクス ゴナックス注	前立腺	GnRH拮抗薬。投与部位硬結。製剤間で投与間隔に差異。非壊死性
	ゴセレリン ゾラデックス注	前立腺、閉経前乳	LH-RHアゴニスト 製剤間で投与間隔に差異
	リュープロレリン リュープリン注	前立腺、閉経前乳	LH-RHアゴニスト 製剤間で投与間隔に差異
	アビラテロン ザイティガ錠	去勢抵抗性前立腺	抗アンドロゲン薬 空腹時投与
	エンザルタミド イクスタンジ錠	去勢抵抗性前立腺	抗アンドロゲン薬
	ビカルタミド カソデックス錠	前立腺	抗アンドロゲン薬
ビスホス製剤	ゾレドロン酸 ゾメタ注	悪性腫瘍による高カルシウム血症、多発性骨髄腫・固形がん骨転移における骨病変	顎骨壊死（歯科治療時など）

	上段：一般名 下段：商品名（略号）	適応症（がんを省略）	特徴・注意点 催吐リスク/血管外漏出
分子標的薬	デノスマブ ランマーク注	多発性骨髄腫・固形がん骨転移の骨病変、骨巨細胞腫	抗RANKL抗体薬。顎骨壊死（歯科治療など）
	セツキシマブ アービタックス注（CET）	RAS遺伝子野生型の結腸・直腸、頭頸部	EGFRモノクローナル抗体 最小度/非壊死性
	パニツムマブ ベクティビックス注（PANI）	KRAS遺伝子野生型の結腸・直腸	EGFRモノクローナル抗体 最小度/非壊死性
	トラスツズマブ ハーセプチン注（HER）	HER2陽性乳、HER2陽性胃	HER2モノクローナル抗体 最小度/非壊死性
	ペルツズマブ パージェタ注（PER）	HER2陽性乳	HER2モノクローナル抗体 最小度/非壊死性
	アキシチニブ インライタ錠	腎細胞	VEGFRチロシンキナーゼ 阻害薬。軽度/―
	ベバシズマブ アバスチン注（BEV）	結・直腸、非小細胞肺（扁平上皮除く）、悪性神経膠腫、他	VEGF/VEGFRモノクローナル抗体。最小度/非壊死性
	リツキシマブ リツキサン注	CD20陽性B細胞性非ホジキンリンパ腫・慢性リンパ性白血病	抗CD20抗体 最小度/非壊死性
	パルボシクリブ イブランス錠	乳	CDK4/6阻害薬 軽度/―
	アベマシクリブ ベージニオ錠	乳	CDK4/6阻害薬 ―/―
	ボルテゾミブ ベルケイド注（BOR）	多発性骨髄腫、マントル細胞リンパ腫	プロテアソーム阻害薬 最小度/炎症性
	ニボルマブ オプジーボ注	悪性黒色腫、非小細胞肺、腎細胞、ホジキンリンパ腫、胃、食道、悪性胸膜中皮腫、他	抗PD-1抗体。 免疫関連有害事象 最小度/非壊死性
	ペムブロリズマブ キイトルーダ注	悪性黒色腫、ホジキンリンパ腫、尿路上皮、腎細胞、頭頸部、食道、MSI-High固形	抗PD-1抗体。 免疫関連有害事象 最小度/―
	アテゾリズマブ テセントリク注	乳（PD-L1陽性かつホルモン陰性かつHER2陰性）、非小細胞・小細胞肺、肝細胞	抗PD-L1抗体。 免疫関連有害事象 軽度/―
	デュルバルマブ イミフィンジ注	非小細胞・小細胞肺	抗PD-L1抗体。 免疫関連有害事象 ―/―
	アベルマブ バベンチオ注	メルケル細胞がん、腎細胞、尿路上皮	抗PD-L1抗体。 免疫関連有害事象 最小度/―
	イピリムマブ ヤーボイ注	悪性黒色腫、腎細胞、非小細胞肺	抗CTLA-4抗体 免疫関連有害事象 最小度/非壊死性

※各薬剤の投与量などは第2章、各疾患のレジメン、または各疾患のガイドラインなどを参照
※各薬剤の剤形は他にもあるので、詳細は各薬剤の添付文書などを参照のこと
※各薬剤の適応症は主なものを掲載し、他は「他」と表示した。詳細は添付文書などを参照のこと
※―：ガイドラインなどでデータなし

がん性疼痛治療薬 (表4)

	上段：一般名 下段：商品名（一般名/商品名）	成人用法用量	特徴・注意点
オキシコドン	オキシコドン徐放錠／オキシコンチンTR錠5、10、20、40mg	10-80mg/日　2回/日　オピオイド初患者は10-20mg/日から開始	中～高度がん性疼痛に適用 乱用防止製剤　慢性疼痛にも適用あり
	オキシコドン速放散／オキノーム散2.5、5、10、20mg	10-80mg/日　4回/日　レスキュー1回量はベース薬剤1日量の1/4-1/8量	中～高度がん性疼痛に適用 レスキュー使用可
	オキシコドン注 オキファスト注10、50mg	7.5-250mg/日　持続皮下・静注 レスキュー1回量は1日量の1/24	中～高度がん性疼痛に適用 レスキュー使用可
ヒドロモルフォン	ヒドロモルフォン徐放錠／ナルサス錠2、6、12、24mg	4-24mg/日　1回/日　オピオイド初患者は4mg/回/日より開始	中～高度がん性疼痛に適用
	ヒドロモルフォン速放錠／ナルラピド錠1、2、4mg	4-24mg/日　4-6回/日　レスキュー1回量はベース薬剤1日量の1/6-1/4	中～高度がん性疼痛に適用 レスキュー使用可
	ヒドロモルフォン注 ナルベイン注2、20mg	0.5-25mg/日　持続皮下・静注 レスキュー1回量は1日量の1/24	中～高度がん性疼痛に適用 レスキュー使用可　20mgは2mgの5倍濃度
フェンタニル	フェンタニル貼付剤（1日用）／フェントステープ0.5、1、2、4、6、8mg	1日毎に貼付　オピオイド初患者は0.5mgから開始　他オピオイドからの切替時は貼付前投与量を勘案	中～高度がん性疼痛に適用 慢性疼痛にも適用あり
	フェンタニル貼付剤（3日用）／デュロテップMTパッチ2.1、4.2、8.4、12.6、16.8mg	3日毎に貼付　他のオピオイド薬からの切替みは　投与量は貼付前投与量を勘案	中～高度がん性疼痛に適用 慢性疼痛にも適用あり 初回に16.8mg不可
	フェンタニル舌下錠／アブストラル舌下錠100、200、400μg	100μg/回より開始　至適用量（維持量）まで適宜調節　維持期は1回につき至適用量投与　上限800μg/回　2時間以上あけて4回/日まで投与可	強オピオイド鎮痛剤を定時投与中の癌患者の突出痛に適用 他にバッカル製剤（イーフェンバッカル錠）がある
モルヒネ	モルヒネ坐剤 アンペック坐剤10、20、30mg	20-120mg/日　2-4回/日 レスキュー1回量はベース薬剤1日量の1/4-1/8量	中～高度がん性疼痛に適用
	モルヒネ徐放錠 MSコンチン10、30、60mg	10mg/回　2回/日から開始	
	モルヒネ徐放カプセル／MSツワイソロン10、30、60mg		
	モルヒネ徐放カプセル／パシーフカプセル30、60、120mg	30mg/回/日から開始	中～高度がん性疼痛に適用 1日1回の製剤
	モルヒネ注／モルヒネ塩酸塩注10、50、200mg シリンジ100mg	がん性疼痛：1日50-200mg/日	他に下痢および腸管蠕動の抑制、鎮咳、鎮痛、麻酔前投薬・補助薬に適用 シリンジはがん性疼痛のみ
	モルヒネ内服液 オプソ内服液5、10mg	レスキュー1回量はベース薬剤1日量の1/4-1/8量	がん性疼痛
	モルヒネ錠 モルヒネ塩酸塩錠	5-10mg/回　15mg/日から開始	下痢および腸管蠕動の抑制、鎮咳、鎮痛
	モルヒネ散 モルヒネ塩酸塩原末		下痢および腸管蠕動の抑制、鎮咳、鎮痛
	アヘンチンキ アヘンチンキ	0.5mL/回　経口　3回/日から開始	下痢および腸管蠕動の抑制、鎮咳、鎮痛

解熱鎮痛薬 (表5)

禁忌共通：（内服・坐薬）消化性潰瘍、重篤な血液異常、重篤な
肝障害、重篤な腎障害、重篤な心機能不全
禁忌共通：（全剤形共通）アスピリン喘息、妊娠（全期間、後期、末期など
薬剤による）
副作用共通：胃腸障害、腎障害、浮腫、高血圧、心血管系障害（アスピリ
ン除く）、出血傾向など
その他：授乳は避ける

	上段：一般名 下段：商品名	成人用法用量	特徴・注意点
アニリン系	アセトアミノフェン カロナール内服各種、坐剤各種	鎮痛：300-1,000mg/回 4-6時間間隔 解熱：300-500mg/回 2回/日	鎮痛：4,000mg/日まで 解熱：1,500mg/日まで
	アセトアミノフェン アセリオ静注用バッグ1000mg	静注15分 4-6時間間隔 鎮痛：300-1,000mg/回 解熱：300-500mg/回 2回/日	経口・坐剤投与困難例 鎮痛：4,000mg/日まで 解熱：1,500mg/日まで
アリル酢酸系	ジクロフェナク ボルタレン錠、SRカプセル	リウマチ等：75mg/日 2-3回/日 急性上気道炎：25-50mg/回 頓用 2回/日	作用強力。副作用多い SRは徐放製剤。坐剤・塗布・貼付薬あり
	フェルビナク/セルタッチパップ、テープ。ナパゲルン軟膏、クリーム、ローション	貼付：2回/日 塗布：数回/日	フェルビナクは専ら外用薬として使用される
	インドメタシンファルネシル インフリーカプセル、Sカプセル	200mg/日 2回/日	プロドラッグ化。副作用軽減、組織移行性向上
	スリンダク クリノリル錠50、100mg	150mg/日 2回/日 食直後	プロドラッグ。腎障害少
	フルルビプロフェン/フロベン顆粒、錠40mg。ゼポラスパップ、テープ。ロコアテープ。ロピオン静注50mg	内服：40mg/回 3回/日 外用：2回/日 ロコア：1回/日 注射：50mg/回 緩徐に静注 反復投与可	ロコアはフルルビプロフェンのS体。吸収率アップ。ロピオンはリポ化製剤。鎮痛作用強力。がん性・術後疼痛
	オキサプロジン アルボ錠100、200mg	400mg/日 1-2回/日	半減期が長い
	ケトプロフェン/カピステン筋注50mg、モーラスパップ、テープ	筋注：50mg/回 殿部 1-2回/日 反復可 パップ：2回/日 テープ：1回/日 塗布：数回/日	外用薬は光線過敏症注意。大判の適応は腰痛症、関節リウマチ

	上段：一般名 下段：商品名	成人用法用量	特徴・注意点
アリル酢酸系	ロキソプロフェン/ロキソニン細粒、錠60mg、パップ、テープ	内服：60mg/回 3回/日 上気道炎：60mg/回 頓用 2回/日 外用：1回/日 貼付 数回/日 塗布	プロドラッグ。貼付薬あり
	エトドラク ハイペン錠100、200mg	200mg/回 2回/日	COX-2選択性
オキシカム	ロルノキシカム ロルカム錠2、4mg	4mg/回 3回/日 18mg/日まで	半減期短 頓用8mg/回 3回/日 3日間
	メロキシカム モービック錠5、10mg	10mg/回 15mg/日まで	COX-2選択性
コキシブ	セレコキシブ セレコックス錠100、200mg	100mg/回 2回/日 リウマチは200mg/回可	術後：初回400mg 2回目から200mg/回 2回/日
非麻薬性	トラマドール ワントラム錠100mg	100-300mg/回 400mg/日まで	1日1回製剤 投与開始4週間で効果判定
	トラマドール・アセトアミノフェン配合錠/トラムセット配合錠	1錠/回 4回/日 4時間以上あけて 2錠/回 8錠/日まで	抜歯後疼痛：2錠/回 8錠/日まで 4時間以上あけて
	ブプレノルフィン ノルスパンテープ5、10、20mg	初回5mg 漸増20mg/日まで 7日毎に張替	非オピオイドで治療困難な変形性関節症および腰痛症
配合薬	シメトリド・カフェイン キョウリンAP2配合顆粒	0.5g/回 3〜4回/日	配合薬
	サリチル酸メチル・カンフル他/MS冷シップ・温シップ、スチックゼノールA、エアーサロンパス	1〜2回/日 貼付 1〜数回/日 塗布または噴霧	
その他	チアラミド ソランタール錠50、100mg	100mg/回 3回/日 上気道炎：100mg/回 頓用 2回/日まで	鎮痛作用は弱い
	ワクシニアウイルス接種家兎炎症皮膚抽出物/ノイロトロピン錠、注	内服：2錠/回 2回/日 注射：3〜6単位/日 皮・筋・静注	スモン病：7〜2単位/回/日 静注 6週間
	プレバガリン リリカOD錠25、75、150mg	75mg/回 2回/日より開始 漸増300mg/日まで	神経障害性疼痛第一選択薬。線維筋痛症に伴う疼痛にも適用
	ミロガバリン タリージェ錠2.5、5、10、15mg	5mg/回 2回/日 漸増 15mg/回 2回/日まで	末梢性神経障害性疼痛

	上段：一般名 下段：商品名	成人用法用量	特徴・注意点
その他	アミトリプチリン トリプタノール錠	初期用量10mg/日　年齢・症状により適宜増減　150mg/日まで	三環系抗うつ薬。末梢性神経障害性疼痛にも適用あり
	デュロキセチン サインバルタカプセル20、30mg	60mg/回/日　20mg/日より開始　漸増　糖尿病性末しょう神経障害は40mg/回/日	抗うつ薬（SNRI）。神経障害性疼痛の適応はないので注意
	ヒアルロン酸/アルツディスポ関節注、スベニールディスポ関節注、サイビスクディスポ関節注	1シリンジ/回　1週間毎に連続5回（サイビスクは3回）　関節内注	軟骨保護 分子量アルツ<スベニール

副腎皮質ステロイド薬 (表6)

（外用薬除く）

上段：一般名（略称） 下段：商品名（一般名/ 商品名）	成人用法用量	特徴・注意点
コルチゾン系 ヒドロコルチゾン コートリル錠10mg	10-120mg/日　1-4回/日	内因性ステロイド。電解質作用が強くNaと水の貯留、K喪失などの副作用あり。半減期短い。副腎不全のホルモン補充に向う。注射は急性循環不全などに適用
ヒドロコルチゾンコハク酸エステル/ソル・コーテフ注射用100mg、静注用250、500、1000mg	機能不全など：50-100mg/回　1-4回/日　ショック：250-1,000mg/回　喘息：100-500mg/回	
プレドニゾロン プレドニゾン/プレドニン錠5mg、プレドニゾロン散、錠1、2.5、5mg	1日5-60mg　1-4回/日	電解質作用弱い。抗炎症作用はコートリルの約4倍
メチルプレドニゾロン メドロール錠2、4mg	4-48mg/日　1-4回/日	電解質作用弱い。抗炎症作用はコートリルの約5倍
メチルプレドニゾロンコハク酸エステル/ソル・メドロール静注用40、125、500、1,000mg	ショック（出血性）：125mg-2g/回　（感染性）：1g/回　リウマチ疾患等：500mg-1g/日	パルス療法に向う。腎移植時の免疫抑制、脊髄損傷、喘息など多疾患に適用
デキサメタゾン デキサメタゾン デカドロン錠0.5、4mg、エリキシル	0.5-8mg/日　1-4回/日 抗がん薬併用時悪心・嘔吐：4-20mg/日　1-4回/日	抗炎症作用はコートリルの約25倍、半減期長い、受容体親和性高い
デキサメタゾンリン酸エステル/デカドロン注射液1.65、3.3、6.6mg	1.65-6.6mg/回 投与方法が多彩で用法用量が多岐にわたるため　添付文書参照	抗悪性腫瘍薬（シスプラチンなど）投与に伴う消化器症状（悪心・嘔吐）に多用される
デキサメタゾンパルミチン酸エステル/リメタゾン静注2.5mg	2.5mg/回　2週毎	リポ化製剤。関節リウマチターゲット療法用
その他 ベタメタゾン/リンデロン散、錠、シロップ、注2、4、20、100mg、懸濁注	内服：0.5-8mg/日　1-4回/日 注射：添付文書参照	多剤形、多適用症。添付文書参照

免疫調節・抑制薬 (表7)

(抗悪性腫瘍用薬を除く)

上段：一般名 (略称) 下段：商品名 (一般名/商品名)	成人用法用量	特徴・注意点
免疫調節薬 サラゾスルファピリジン/アザルフィジンEN腸溶錠250、500mg	500mg/回　2回/日	抗RA薬。同成分のサラゾピリンは適応が異なる
イグラチモド ケアラム錠25mg	25mg/回/日を4週間以上その後25mg/回　2回/日へ増量	抗RA薬。過酸化水素消去作用、脂質過酸化抑制作用、LT (B4) 産生抑制作用
メサラジン アサコール錠400mg	2,400mg/日　3回/日　寛解期は2,400mg/回/日可　活動期は3,600mg/日　3回/日　8週間	
ヒドロキシクロロキン プラケニル錠200mg	200または400mg/回/日 理想体重により投与量決定	ステロイド等の外用剤が効果不十分な場合などの皮膚・全身性SLEに適用。
アプレミラスト オテズラ錠10、20、30mg	初日10mg/回　朝　以後10mg/日ずつ増量　2回/日　6日目以降60mg/日　2回/日	炎症性サイトカイン抑制
免疫抑制薬 ミゾリビン ブレディニン錠・OD錠25、50mg	50mg/回　3回/日	代謝拮抗薬。核酸合成阻害作用
モフェチル/セルセプトカプセル250mg、懸濁用散	腎炎：250〜1,000mg/回　12時間毎　3,000mg/日まで	代謝拮抗薬
メトトレキサート リウマトレックスカプセル2mg	リウマチ：6mg/週　1-3回に分割　増量は16mg/週まで	代謝拮抗薬。用量は1週間分、用法に注意
シクロポリン/ネオーラル内用液、カプセル10、25、50mg	適用疾患毎に異なる 添付文書参照	カルシニューリン阻害薬。ヘルパーT細胞の活性化抑制
タクロリムス/プログラフ顆粒、カプセル0.5、1、5mg	適用疾患毎に異なる 添付文書参照	カルシニューリン阻害薬。サイトカイン産生抑制
JAK阻害薬 ウパダシチニブ リンヴォック錠7.5、15mg	15mg/回/日　状態に応じて7.5mg/回/日	ヤヌスキナーゼ (JAK) を阻害し、サイトカインの産生を抑制。既存治療で効果不十分な慢性関節リウマチに適用。

上段：一般名（略称） 下段：商品名 （一般名/商品名）	成人用法用量	特徴・注意点
JAK阻害薬 トファシチニブ ゼルヤンツ錠5mg	リウマチ：5mg/回　2回/日 大腸炎：導入・難治性10mg/ 回　2回/日　維持：5mg/回 2回/日	P244下段 ウパダシチニブに同様。 トファシチニブは中〜重症潰 瘍性大腸炎にも適用
生物学的製剤 インフリキシマブ レミケード点滴静注用 100mg	リウマチ（MTX併用）：3mg/kg/ 回を点滴静注。初回後2週　6 週に投与。以後8週間隔。疾 患により用法用量に違いあり	TNFαの作用を阻害。IBD （中〜重度）、ベーチェット病 （ぶどう膜炎など）、乾癬、強 直性脊椎炎、川崎病（急性 期）に適用
ゴリムマブ/シンポニー皮下 注シリンジ50、100mg、 オートインジェクター 50mg	リウマチMTX併用時：50mg/回 1回/4週。MTX非併用時： 100mg/回　1回/4週 大腸炎：初回200mg/回　2週 後100mg/回　6回目以降 100mg/回を4週毎	TNF-αの作用を阻害。関節 リウマチ、中〜重度潰瘍性 大腸炎に適用
サリルマブ ケブザラ皮下注シリンジ・ オートインジェクター 150、 200mg	200mg/回　2週間隔 状態に合わせて150mg/回へ 減量	IL-6の作用阻害
トシリズマブ/アクテムラ点 滴静注用80、200、 400mg、皮下注シリンジ・ オートインジェクター 162mg	8mg/kg/回を点滴　リウマチ 関節炎：4週毎 全身型関節炎など：2週毎 皮下注は162mg/回/1-2週	IL-6の作用阻害。キャッス ルマン病、成人スチル病、 腫瘍特異的T細胞輸注療法 に伴うサイトカイン放出症候 群、高安動脈炎、巨細胞 動脈炎にも適用あり
ベリムマブ/ベンリスタ皮下 注200mgオートインジェク ター、皮下注200mgシリン ジ・点滴静注用120mg、 400mg	10mg/回　初回　2週後　4 週後に点滴1時間 以降4週毎　皮下注は200mg/ 回/週毎	完全ヒト型抗BLyS モノク ローナル抗体製剤。既存治 療で効果不十分な全身性 SLEに適用
アバタセプト/オレンシア点 滴静注用250mg、皮下注 シリンジ・オートインジェク ター 125mg	体重別に用量設定あり。添付 文章参照　初回後2　4週に投 与　以後4週間隔　皮下注は 125mg/回/週が可	抗原提示細胞とT細胞の共 刺激シグナルを阻害。関節 リウマチ、若年性特発性関 節炎（点滴製剤）に適用
ベドリズマブ エンタイビオ点滴静注用 300mg	300mg/回を初回　2週　6週 以降8週毎　点滴30分以上	腸管特異的リンパ球遊走抑 制。IBDに適用

消化器疾患治療薬(表8)

上段：一般名 下段：商品名 (一般名/商品名)	成人用法用量	特徴・注意点
H₂遮断薬 ファモチジン/ガスター散、D錠10、20mg、注10、20mg	内服潰瘍：20mg/回 2回/日 内服胃炎：10mg/回 2回/日 注射：20mg/回 2回/日	内分泌系の影響が少ない。注射は7日程度まで
ロキサチジン/アルタット細粒、カプセル37.5、75mg、静注用75mg	75mg/回 2回/日または150mg/回/日 (潰瘍のみ) 内服胃炎：75mg/回/日	徐放製剤。肝薬物代謝酵素に影響しない
PPI ランソプラゾール/タケプロンOD錠15、30mg、静注用30mg	潰瘍：30mg/回/日 胃8週間 十二指腸6週間 逆食：30mg/回/日 8週間 胃逆：15mg/回/日 4週間 潰瘍再発抑制：15mg/回/日 注射：30mg/回 2回/日 静注または点滴	逆食の再発・再燃例維持療法については添付文書参照。 注射の投与期間は原則3日間。7日超は査定対象。 病名に「出血」必須
ラベプラゾール／パリエット錠5、10、20mg	潰瘍：10mg/回/日 胃8週間 十二指腸6週間 逆食：10mg/回/日 8週間 胃逆：10mg/回/日 4週間 潰瘍再発抑制：5mg/回/日	薬物代謝酵素への影響が少ない。胃逆 (非びらん性胃食道逆流症) を除き効果不十分で倍量可。再発・再燃逆食は2回/日も可
エソメプラゾール/ネキシウムカプセル10、20mg、懸濁用顆粒10、20mg	潰瘍：20mg/回/日 胃8週間 十二指腸6週間 逆食：20mg/回/日 8週間 胃逆：10mg/回/日 4週間 潰瘍再発抑制：20mg/回/日	逆食の再発・再燃例維持療法で10-20mg/回/日
ボノプラザン タケキャブ錠10、20mg	潰瘍：20mg/回/日 胃8週間 十二指腸6週間 逆食：20mg/回/日 4週間 潰瘍再発抑制：10mg/回/日	酸分泌抑制効果の発現が早い。投与期間制限あり。逆食の効果不十分で8週間まで。再発・再燃例維持療法は10mg/回/日。効果不十分で20mg/回可
ピロリ除菌 ラベプラゾール・アモキシシリン・クラリスロマイシン/ラベキュアパック400、800	1シート/日 2回/日	1次治療用
ボノプラザン・アモキシシリン・メトロニダゾール/ボノピオンパック	1シート/日 2回/日	2次治療用

	上段：一般名 下段：商品名 （一般名/商品名）	成人用法用量	特徴・注意点
防御因子増強薬	ミソプロストール サイトテック錠100、200	200μg/回　4回/日	攻撃因子抑制、防御因子増強作用
	レバミピド ムコスタ顆粒、錠	100mg/回　3回/日	胃粘膜保護、胃粘膜PG増加、胃粘膜修復作用
	ピレンゼピン ピレンゼピン塩酸塩錠	1錠/回　3-4回/日	ムスカリン受容体拮抗薬。胃酸分泌抑制、抗ガストリン作用
	ブチルスコポラミン ブスコパン錠10mg、注20mg	1-2錠/回　3-5回/日 1/2-1A/回　皮・筋・静注	抗コリン薬。鎮痙、消化管運動・胃液分泌抑制など
	水酸化アルミニウム・マグネシウム/マーロックス懸濁用配合顆粒	1.6-4.8g/日　数回/日	制酸、胃粘膜付着作用。頓服として胃痛、胸やけ
	炭酸水素Na、ケイヒなど つくしA・M配合散	1.0-1.3g/回　3回/日	食欲不振、胃部不快感、胃もたれ、嘔気・嘔吐
胃腸機能調整薬	アクラトニウム アボビスカプセル25、50mg	25-50mg/回　3回/日	アセチルコリン受容体作動薬
	アコチアミド アコファイド錠100mg	100mg/回　3回/日	アセチルコリンエステラーゼ阻害薬
	トリメブチン セレキノン錠	胃炎：300mg/日　3回/日 腸症候群：300-600mg/日　3回/日	胃腸運動調律作用、末梢性鎮吐作用
	モサプリド ガスモチン散、錠2.5、5mg	胃炎：5mg/回　3回/日 検査：20mg/回　検査前後	セロトニン5-HT₄受容体アゴニスト
腸疾患治療薬	ラモセトラン イリボー錠・OD錠2.5、5μg	男性：5μg/回　10μg/回 女性：男性の半量	下痢型過敏性腸症候群。セロトニン受容体拮抗薬
	エロビキシバット グーフィス錠5mg	10mg/回　食前 15mg/日まで	胆汁酸の再吸収作用。慢性便秘症
	ルビプロストン アミティーザカプセル12、24μg	24μg/回　2回/日	クロライドイオンチャネル作用、小腸内輸送改善など
	ナルデメジン スインプロイク錠0.2mg	0.2mg/回/日	オピオイド誘発性便秘症
	乳酸菌、酪酸菌製剤 ミヤBM細粒、錠	1.5-3g（3-6錠）/日　3回/日	腸内細菌叢異常による諸症状の改善
	ロペラミド/ロペミン細粒、小児用細粒、カプセル1mg	1-2mg/日　1-2回/日	止瀉、消化管輸送能抑制、蠕動抑制、抗分泌作用
	メサラジン アサコール錠400mg	2,400mg/日　3回/日　寛解期2,400mg/回/日可　活動期は3,600mg/日　3回/日	ロイコトリエンB4（LTB4）の生合成抑制 噛まずに服用
	ベタメタゾン ステロネマ注腸1.5、3mg	1-2個/日 直腸内に注入	抗炎症作用。潰瘍性大腸炎、限局性腸炎に適用

	上段：一般名 下段：商品名 （一般名/商品名）	成人用法用量	特徴・注意点
胆・膵薬	ウルソデオキシコール酸 ウルソ顆粒、錠50、100mg	150-600mg/日　3回/日 疾患により900mg/日まで可	利胆作用、肝機能・消化 吸収機能改善、胆石溶 解作用
	トレピブトン スパカール細粒、錠40mg	40mg/回　3回/日	オッジ括約筋弛緩作用、 胆のう・胆管内圧低下作 用、胆汁分泌促進作用、 膵液分泌促進作用
	パンクレリパーゼ リパクレオン顆粒、カプセル 150mg	600mg/回　3回/日 食直後	膵外分泌機能不全におけ る膵消化酵素の補充
	カモスタット フオイパン錠100mg	100（逆食）-200mg（膵炎）/ 回　3回/日	経口蛋白分解酵素阻害 薬
ウイルス性肝炎用薬	エンテカビル バラクルード錠0.5mg	0.5mg/回/日　空腹時　ラミブ ジン不応例には1mg/日	B型肝炎治療薬。DNAポ リメラーゼ阻害
	テノホビルジソプロキシル テノゼット錠300mg	300mg/回/日 腎機能により調節	B型肝炎治療薬 DNA鎖伸長阻止
	テノホビルアラフェナミド ベムリディ錠	25mg/回/日	
	ソホスブビル・レジパスビル配 合剤 ハーボニー配合錠	1錠/日　12週間	セログループ1（ジェノタイ プ1）またはセログループ2 （ジェノタイプ2）のC型慢性 肝炎またはC型代償性肝 硬変におけるウイルス血 症の改善
	グレカプレビル・ピブレンタスビ ル配合剤/マヴィレット配合錠	3錠/回/日　8週間または12週 間	プロテアーゼ阻害、非構造 蛋白（NS5A）の阻害作用
その他	グリチルリチン、グリシン、L システイン/強力ネオミノファー ゲンシー	肝疾患：40-60mL/回/日 100mL/日まで可	抗炎症、免疫調節、肝 細胞増殖促進、ウイルス 増殖抑制・不活化作用

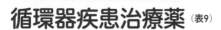

循環器疾患治療薬 (表9)

上段：一般名 下段：商品名（一般名/商品名）		成人用法用量	特徴・注意点
A C E	イミダプリル タナトリル錠2.5、5、10mg	5-10mg/回/日	妊婦禁
	エナラプリル レニベース錠2.5、5、10mg	5-10mg/回/日	妊婦禁
	ペリンドプリル コバシル錠2、4mg	2-4mg/回/日　最大8mg/日	妊婦、授乳禁
	サクビトリルバルサルタン エンレスト錠50、100、200mg	50mg/回　2回/日から開始 200mg/回まで増量	2-4週間の間隔で段階的に増量、RAAS抑制とNa利尿ペプチド系亢進作用
A R B	カンデサルタン ブロプレス錠2、4、8、12mg	4-8mg/回/日 最大12mg/日	妊婦、授乳禁
	ロサルタン ニューロタン錠25、50、100mg	25-50mg/回/日 最大100mg/日	妊婦禁
Ca 拮 抗 薬	アムロジピン/アムロジン錠 ノルバスク錠・OD錠2.5、5、10mg	2.5-10mg/回/日	妊婦禁
	ニフェジピン アダラートCR錠10、20、40mg	20-40mg/回/日 最大40mg/回（80mg/日）	妊婦、授乳禁
	ジルチアゼム ヘルベッサー Rカプセル100、200mg	100-200mg/回/日	妊婦、授乳禁。重篤なうっ血性心不全、2度以上の房室ブロック、洞不全症候群は禁忌。イバブラジン併用禁
M R 拮 抗 薬	スピロノラクトン アルダクトンA錠25、50mg、細粒	25-50mg/回/日　（添付文書では50-100mg/日）	授乳禁
	エプレレノン セララ錠25、50、100mg	50mg/回/日 最大100mg/日	慢性心不全では25mg/日から開始、高血圧ではCr<50mL/min、カリウム保持性利尿薬、カリウム製剤併用禁

	上段：一般名 下段：商品名（一般名/商品名）	成人用法用量	特徴・注意点
MR拮抗薬	エサキセレノン ミネブロ錠1.25、2.5、5mg	2.5mg/回/日 最大5mg/日	カリウム製剤と併用禁忌
利尿薬	アゾセミド ダイアート錠30、60mg	60mg/回/日	授乳禁。無尿、低Na・K、肝性昏睡禁
利尿薬	トラセミド ルプラック錠4、8mg	4-8mg/回/日	
利尿薬	フロセミド ラシックス細粒、錠10、20、40mg	40-80mg/回/日	
利尿薬	トルバプタン/サムスカ顆粒、OD錠7.5、15、30mg	15mg/回/日	妊婦、授乳禁
交感神経遮断薬	ビソプロロール/メインテート錠0.625、2.5、5mg。ビソノテープ2、4、8mg	錠：5mg/回/日 貼：4mg/日より開始 最大8mg/日 慢性心不全では0.625mg/日から開始	妊婦、授乳禁
交感神経遮断薬	カルベジロール アーチスト錠1.25、2.5、10、20mg	10-20mg/回/日 心不全では2.5mg/日 心房細動では5mg/日から開始	妊婦、授乳禁。強心薬または血管拡張薬を静脈内投与する必要のある心不全禁
抗血小板薬	アスピリン腸溶錠 バイアスピリン錠100mg	100mg/回/日	消化性潰瘍、アスピリン喘息、出産予定日12週以内の妊婦、授乳禁
抗血小板薬	クロピドグレル プラビックス錠25、75mg	75mg/回/日	出血禁
抗血小板薬	プラスグレル エフィエント錠2.5、3.75、5mg、OD錠20mg	投与開始日に20mg/回/日 その後3.75mg/回/日	出血禁。PCI施行前に3.75mgを5日間程度投与されている場合、初回負荷投与は必須ではない
抗血小板薬	シロスタゾール プレタール散、OD錠50、100mg	100mg/回 2回/日	うっ血性心不全、妊婦禁
抗凝固薬	アピキサバン エリキュース錠2.5、5mg	5mg/回 2回/日	静脈血栓塞栓症は10mg/回、2回/日を7日間投与後。出血、血液凝固異常、重度腎障害禁
抗凝固薬	エドキサバン リクシアナ錠・OD錠15、30、60mg	60mg/回/日（体重60kg超） 30mg/回/日（体重60kg以下）	P糖蛋白阻害薬（ベラパミル）との併用時は1段階減量。出血、急性細菌性心内膜炎、重度腎障害禁
抗凝固薬	ダビガトラン プラザキサカプセル75、110mg	150mg/回 2回/日	中和剤（イダルシズマブ）あり。出血、重度腎障害禁

主な薬剤一覧

	上段：一般名 下段：商品名（一般名/商品名）	成人用法用量	特徴・注意点
抗凝固薬	リバーロキサバン イグザレルト錠・OD錠10、15mg	15mg/回/日	静脈血栓塞栓症は15mg/回、2回/日を3週間投与後。出血、凝固障害を伴う肝疾患、中等度以上の肝障害、妊婦禁
	ワルファリン ワーファリン顆粒、錠0.5、1、5mg	1-5mg/回/日	出血、重篤な肝・腎障害、中枢神経系手術または外傷後直後、妊婦、授乳禁
PGI2	ベラプロスト ドルナー錠20μg。プロサイリン錠20	動脈閉塞：40μg/回　3回/日 肺高血圧：20μg/回　3回/日	肺高血圧の最大投与量：180μg/日まで 出血、妊婦、授乳禁
血管拡張薬	ニコランジル シグマート錠2.5、5mg	5mg/回　3回/日	リオシグアト併用禁
	ニトログリセリン ニトロペン舌下錠0.3mg、ミオコールスプレー0.3mg	舌下錠：0.3-0.6mg/回 舌下投与　スプレー：0.3mg/回　舌下投与	重篤な低血圧または心原性ショック、閉塞隅角緑内障、頭部外傷または脳出血、高度貧血禁
その他	ミドドリン メトリジン錠2mg	2mg/回　2回/日 最大8mg/日	甲状腺機能亢進症、褐色細胞腫禁。授乳禁
抗不整脈薬	ピルメノール ピメノールカプセル50、100mg	100mg/回　2回/日	Ia群。他の抗不整脈薬使用不可または無効時に適用。高度の房室・洞房ブロック、うっ血性心不全、閉塞隅角緑内障、尿貯留傾向、授乳禁
	メキシレチン/メキシチール カプセル50、100mg	300mg/日　3回/日 450mg/日まで増量可	Ib群。糖尿病性神経障害に適用あり。授乳禁
	フレカイニド タンボコール錠50、100mg	50mg/回　2回/日 最大200mg/日	Ic群。うっ血性心不全、高度房室・洞房ブロック、心筋梗塞後の無症候性心室性期外収縮あるいは非持続型心室頻拍、妊婦、授乳禁
	ベプリジル ベプリコール錠50、100mg	持続性心房細動：50mg/回　2回/日　最大200mg/日 頻脈性不整脈　狭心症：100mg/回　2回/日	IV群。催不整脈作用。妊婦、授乳禁
	ベラパミル ワソラン錠40mg	40-80mg/回　3回/日	IV群。重篤なうっ血性心不全、第II度以上の房室・洞房ブロック、妊婦、授乳禁

	上段：一般名 下段：商品名（一般名/ 商品名）	成人用法用量	特徴・注意点
肺高血圧症治療薬	セレキシパグ ウプトラビ錠0.2mg	0.2mg/回　2回/日 最大3.2mg/日	重度の肝障害、肺静脈閉塞性疾患を有する肺高血圧症禁
	ベラプロスト ベラサスLA錠60μg	60μg/回　2回/日 最大360μg/日	出血（血友病、毛細血管脆弱症、上部消化管出血、尿路出血、喀血、眼底出血等）、妊婦、授乳禁
	アンブリセンタン ヴォリブリス錠2.5mg	5mg/回/日　最大10mg/日	重度の肝障害、妊婦禁
	タダラフィル アドシルカ錠20mg	40mg/回/日	重度腎・肝機能障害禁。硝酸薬・一酸化窒素供与薬併用禁
	リオシグアト アデムパス錠0.5、1、2.5mg	1mg/回　3回/日 最大7.5mg/日	重度腎・肝機能障害禁。硝酸剤または一酸化窒素供与剤併用禁。妊婦、授乳禁
配合錠	テルミサルタン・ヒドロクロロチアジド/ミコンビ配合錠 AP、BP	1錠/回/日	AP：テルミサルタン40mg、BP：80mg
	イルベサルタン・アムロジピン アイミクス配合錠LD、HD	1錠/回/日	LD：アムロジピン5mg、HD：10mg
	テルミサルタン・アムロジピン・ヒドロクロロチアジド/ミカトリオ配合錠	1錠/回/日	テルミ：80mg、アムロ：5mg、ヒドロ：12.5mg
	アムロジピン・アトルバスタチン カデュエット配合錠1、2、3、4番	1錠/回/日	アムロ：アトルバスタチン (1番) 2.5：5mg (2番) 2.5：10mg (3番) 5：5mg (4番) 5：10mg
	アスピリン・クロピドグレル コンプラビン配合錠	1錠/回/日	アスピリン：100mg、クロピドグレル：75mg
	アスピリン・ランソプラゾール タケルダ配合錠	1錠/回/日	アスピリン：100mg、ランソプラゾール：15mg
中和薬	イダルシズマブ プリズバインド静注液	1回5g　点滴または急速静注	ダビガトランの抗凝固作用の中和

喘息・COPD 用外用薬 （表10）

上段：一般名 下段：商品名（一般名/商品名）		成人用法用量	特徴・注意点
吸入ステロイド薬	モメタゾン/アズマネックスツイストヘラー 100、200μg	100μg/回　2回/日	ICS。DPI。残量計つき
	フルチカゾンフランカルボン酸/アニュイティ100、200μgエリプタ	100μg/回　1回/日	ICS。DPI
	シクレソニド/オルベスコ50、100、200μgインヘラー	100-400μg/回　1回/日	ICS。pMDI
	ベクロメタゾン/キュバール50、100エアゾール	100μg/回　2回/日	ICS。pMDI
	ブデソニド/パルミコート100、200μgタービュヘイラー、吸入液0.25、0.5mg	100-400μg/回　2回/日 液：0.5mg/回　2回/日	タービュヘイラーはICS。吸入液はジェット式ネブライザー使用DPI
	フルチカゾンプロピオン酸/フルタイド50、100μgエアゾール。同50、100、200μgディスカス。同50、100、200μgロタディスク	100μg/回　2回/日	ディスカス・ロタディスクはICS。エアゾールはpMDI
吸入β₂刺激	インデカテロール/オンブレス吸入用カプセル150μg	1c/回/日	LABA。DPI。要専用器具
	プロカテロール/メプチンエアー 10μg、メプチンキッドエアー 5μg、メプチンスイングヘラー 10μg、メプチン吸入液ユニット0.3、0.5mL	エアー　スイングヘラー：2吸入/回 キッド：4吸入/回 液：0.3-0.5mL/回	SABA。エアー、キッドはpMDI、スイングヘラーはDPI、吸入液はネブライザー
吸入抗コリン	ウメクリジニウム/エンクラッセ62.5μgエリプタ7、30吸入用	1吸入/回/日	LAMA。DPI。24時間持続
	グリコピロニウム シーブリ吸入用カプセル50μg	1C/回/日	LAMA。DPI。作用発現5分。持続効果24時間。要専用器具
	イプラトロピウム アトロベントエロゾル20μg	1-2噴霧/回　3-4回/日	SAMA。pMDI。エタノール含有。専用アダプター使用
吸入薬・合剤	ホルモテロール・ブデソニド/シムビコートタービュヘイラー 30、60吸入	喘息：1吸入/回　2回/日 COPD：2吸入/回　2回/日	LABA+ICS。喘息、COPD。DPI

254

上段：一般名 下段：商品名（一般名/商品名）	成人用法用量	特徴・注意点
吸入薬・合剤		
ホルモテロール・フルチカゾン/フルティフォーム50エアゾール56、120吸入用。フルティフォーム125エアゾール56、120吸入用	50製剤を2吸入/回　2回/日 症状に応じ125を2-4吸入/回 2回/日	LABA+ICS。喘息。pMDI エタノール含有
ビランテロール・ウメクリジニウム/アノーロエリプタ7、30吸入用	1吸入/回/日	LABA+LAMA。COPD。DPI
オロダテロール・チオトロピウム/スピオルトレスピマット28、60吸入	2吸入/回/日	LABA+LAMA。COPD。SMI
ビランテロール・ウメクリジニウム・フルチカゾン/テリルジー100、200、エリプタ14、30吸入用	1吸入/回/日 200エリプタは喘息のみ適用	LABA+LAMA+ICS。DPI COPD、喘息に適用
抗ア薬		
クロモグリク酸 インタール吸入液、エアロゾル	吸入：1A/回　3-4回/日 エア：2噴霧/回　4回/日	pMDI。吸入液は電動式ネブライザー使用
モンテルカスト/キプレス錠5、10mg、OD錠10mg、細粒など	10mg/回/日	ロイコトリエン受容体拮抗薬
テオフィリン徐放薬		
テオフィリン ユニフィルLA100、200、400mg	400mg/回/日　就寝前	24時間効果持続型徐放性製剤。深夜から早朝にかけての喘息症状の悪化と早朝の呼吸機能の落込みを改善
抗体薬		
オマリズマブ ゾレア皮下注75、150mg	2または4週毎	抗IgE抗体。既存治療で制御不能な重症・難治例
メポリズマブ ヌーカラ皮下注用100mg	4週毎	抗IL-5抗体。既存治療で制御不能な重症・難治例

注）DPI：ドライパウダー定量吸入器　pMDI：加圧噴霧式定量吸入器　SMI：ソフトミスト定量吸入器

3

主な薬剤一覧

255

吸入デバイスの特徴

デバイスの種類	特徴	商品名
エアゾール	操作が簡単。吸入ボタンが固いときは補助具を使用。噴霧と吸息、息止めの練習が必要	アドエア、オルベスコ、キュバール、サルタノール、フルティフォーム、ビベスピ、ビレーズトリなど
レスピマット	吸入が確認できる。カートリッジの挿入や本体の半回転に力が必要	スピリーバ、スピオルト
エリプタ	カバーを開けると薬剤が充填されるため操作が簡単	アニュイティ、アノーロ、エンクラッセ、レルベア、テリルジー
タービュヘイラー	コンパクト。本体下部を回すと薬剤が充填される。吸い込んだ感覚が希薄	オーキシス、シムビコート、パルミコート
ツイストヘラー	キャップを開けると薬剤が充填される。残量ゼロでキャップが開かない	アズマネックス
ブリーズヘラー	毎回カプセルをセットする。視覚、聴覚、味覚で吸入を実感できる	ウルティブロ、オンブレス、シーブリ、エナジア
ディスカス	吸入まで2ステップ。残量はカウンターで確認できる	アドエア、フルタイド、セレベント
スイングヘラー	吸入器と薬剤一体型で操作が簡単	メプチン
ジャヌエア	視覚的に正しい使用が確認できる（薬剤充填：赤→緑、吸入完了：緑→赤）	エクリラ

糖尿病治療薬 (表11)

(インスリン製剤除く)

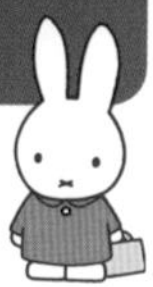

上段：一般名 下段：商品名 (一般名/商品名)	成人用法用量	特徴・注意点
ミグリトール セイブル錠・OD錠 25, 50, 75mg	50-75mg/回　3回/日 食直前	α-グルコシダーゼ阻害薬
レパグリニド シュアポスト錠 0.25, .5mg	0.25mg/回から開始　3回/日 維持：0.25-0.5mg/回 最大：1mg/回	グリニド薬。食直前 (10分以内) に服用
グリメピリド アマリール錠・OD錠 0.5, 1, 3mg	0.5-1mg/日から開始　1-2回/日 維持：1-4mg/日　最大：6mg/日	SU薬。インスリンの基礎分泌・追加分泌をともに高める
ピオグリタゾン アクトス錠・OD錠15, 30mg	15-30mg/回/日	チアゾリジン薬。インスリン抵抗性を改善
メトホルミン メトグルコ錠250, 500mg	500-1500mg/日　2-3回/日 最大2250mg/日	ビグアナイド (BG) 系薬
アナグリプチン スイニー錠100mg	100mg/回, 2回/日 最大200mg/回	DPP-4阻害薬 腎機能低下時は 100mg/日
テネリグリプチン テネリア錠20, 40mg	20mg/回/日 最大40mg/回	DPP-4阻害薬
オマリグリプチン マリゼブ錠12.5, 25mg	25mg/回/週	DPP-4阻害薬。週1回製剤
カナグリフロジン カナグル錠100mg	100mg/回/日	SGLT2阻害薬
ダパグリフロジン フォシーガ錠5, 10mg	5-10mg/回/日	SGLT2阻害薬。1型糖尿病にも適用
ピオグリタゾン(P)・メトホルミン(M)/メタクト配合錠LD (P15mg・M500mg), HD (P30mg・M500mg)	1錠/回/日　Pとして15mg/回/日より開始が望ましい	チアゾリジン系薬とBG薬の配合錠
ピオグリタゾン(P)・グリメピリド(G)/ソニアス配合錠LD (P15mg・G1mg), HD (P30mg・G3mg)	1錠/回/日　Pとして15mg/回/日より開始が望ましい	チアゾリジン系薬とSU薬の配合錠
ピオグリタゾン(P)・アログリプチン(A)/リオベル配合錠LD (P15mg・A25mg), HD (P30mg・A25mg)	1錠/回/日　Pとして15mg/回/日より開始が望ましい	チアゾリジン系薬とDPP-4阻害薬の配合錠

上段左側の縦書き見出し：従来薬 / インクレチン関連薬 / 配合薬

	上段：一般名 下段：商品名 （一般名/商品名）	成人用法用量	特徴・注意点
配合薬	ミチグリニド・ボグリボース/グルベス配合錠・OD錠（ミチグリニド10mg・ボグリボース0.2mg）	1錠/回　3回/日 食直前（5分以内）	グリニド薬とα-GIの配合錠
	ビルダグリプチン(V)・メトホルミン(M)/エクメット配合錠LD（V50mg・M250mg）, HD（V50mg・M500mg）	1錠/回　2回/日	DPP-4阻害薬とBG薬の配合錠
	シタグリプチン・イプラグリフロジン/スージャヌ配合錠（シタグリプチン50mg・イプラグリフロジン50mg）	1錠/回/日	DPP-4阻害薬とSGLT2阻害薬の配合錠
GLP-1受容体作動薬	エキセナチド/バイエッタ皮下注5μg300, 10μg300ペン, ビデュリオン皮下注ペン2mg	5μg/回　2回/日　朝夕食前60分以内　投与1ヶ月以上後に10μg/回に増量可　ビデュリオンは2mg/回　1回/週	バイエッタは短時間作用型, ビデュリオンは長時間作用型
	セマグルチド/オゼンピック皮下注0.25, 0.5, 1.0mg/0.5mL	0.25mg/回/週より開始　4週間投与後維持量0.5mg/回/週へ増量　1.0mg/回/週まで増量可	長時間作用型
	デュラグルチド トルリシティ皮下注0.75mgアテオス	0.75mg/回/週	長時間作用型, 操作簡便
	リキシセナチド リキスミア皮下注300μg	10μg/回/日より開始　維持量20μg/回/日　増量は1週間以上の間隔で5μg/回ずつ	短時間作用型
	リラグルチド ビクトーザ皮下注18mg/3mL	0.3mg/回/日より開始　維持量0.9mg/回/日　最高1.8mgまで増量可　増量は1週間以上間隔をあけて0.3mgずつ	要から打ち
	セマグルチド リベルサス錠3, 7, 14mg	3mg/回/日より開始　4週投与後維持量7mg/回に増量4週間投与後効果不十分で14mg/回に増量可	経口薬. 腎機能, 肝機能障害でも用量調節不要
その他	グルカゴン/グルカゴンGノボ注射用1mg, バクスミー点鼻粉末剤3mg	1mLの注射用水に溶解し筋注または静注　点鼻は3mg/回	低血糖時の救急処置. 家族への指導必須. 他に消化管検査前処置などの検査に使用

インスリン製剤 (表12)

	上段：一般名 下段：商品名 （一般名/商品名）	成人用法用量	特徴・注意点（作用発現/ 最大作用/作用持続時間）
アナログ超速効型	インスリンアスパルト/ノボラピッド注300単位フレックスペン、フレックスタッチ、ペンフィル、イノレット）、同注1000単位／10mL（バイアル）	初期は2-20単位/回　毎食直前皮下注　症状および検査所見に応じて適宜増減　持続型インスリン製剤の投与量を含めた維持量は通常4-100単位/日 2型糖尿病では持効型溶解インスリンあるいは中間型インスリンと組み合わせて用いる	10-20分/1-3時間/3-5時間
アナログ超速効型	インスリンリスプロ/ヒューマログ注300単位ミリオペン、ミリオペンHD、カート。同注1000単位/10mL（バイアル）		15分未満/0.5-1.5時間/3-5時間
アナログ超速効型	インスリングルリジン/アピドラ注300単位ソロスター、カート。同　注1000単位／10mL（バイアル）		15分未満/0.5-1.5時間/3-5時間
ヒト速効	ヒトインスリン/ヒューマリンR注300単位ミリオペン、カート。同注1000単位／10mL（バイアル）	2-20単位/回　毎食前（30分）皮下注　症状および検査所見に応じて適宜増減　持続型インスリン製剤と併用	約30分/1-3時間/約8時間
アナログ混合二相性	インスリンアスパルト二相性製剤/ノボラピッド30ミックス注300単位フレックスペン・ペンフィル、50ミックス注300単位フレックスペン	初期は4-20単位/回　2回/日朝夕食直前皮下注　症状および検査所見に応じて適宜増減維持量は4-80単位/日	30は超速効30：中間70 50は超速効50：中間50
アナログ混合二相性	インスリンアスパルト二相性製剤/ノボラピッド70ミックス注300単位／3mLフレックスペン	初期は2-20単位/回　毎食直前皮下注　症状および検査所見に応じて適宜増減　他のインスリン製剤の投与量を含めた維持量は4-100単位/日	超速効50：中間50 超速効70：中間30 10-20分/1-4時間/約24時間
アナログ混合二相性	インスリンリスプロ混合製剤/ヒューマログミックス25、50注300単位ミリオペン・カート	初期は4-20単位/回　2回/日朝夕食直前皮下注　症状および検査所見に応じて適宜増減維持量は4-80単位/日	25は超速効25：中間75 15分未満/0.5-6時間/18-24時間 50は超速効50：中間50 15分未満/0.5-4時間/18-24時間

	上段：一般名 下段：商品名 （一般名／商品名）	成人用法用量	特徴・注意点（作用発現／最大作用／作用持続時間）
ヒト混合型	ヒト二相性イソフェンインスリン／ノボリン30R注300単位フレックスペン、イノレット30R注300単位	初期は4-20単位／回　2回／日　朝夕食前30分以内皮下注　症状および検査所見に応じて適宜増減　維持量は4-80単位／日	二相性。速効型3：中間型7 約30分／2-8時間／約24時間
ヒト中間型	ヒトイソフェンインスリン／ノボリンN注300単位フレックスペン	初期は4-20単位／回　朝食前30分以内に皮下注　症状および検査所見に応じて増減　維持量は4-80単位／日	基礎分泌を補う 約1.5時間／4-12時間／約24時間
アナログ持効型	インスリングラルギン／ランタス注300単位ソロスター、カート、注1000単位／10mL（バイアル）、XR注450単位ソロスター	初期は4-20単位／回／日　朝食前または就寝前皮下注　症状および検査所見に応じて増減　他のインスリン製剤の投与量を含めた維持量は4-80単位／日　ランタスは朝食前または就寝前　レベミルは夕食前または就寝前　トレシーバは注射時刻を決めて皮下注	基礎インスリン補充 1-2時間／明らかなピークなし／約24時間 XRは3倍濃縮製剤
	インスリンデテミル／レベミル注300単位フレックスペン、ペンフィル、イノレット		基礎インスリン補充 約1時間／3-14時間／約24時間
	インスリンデグルデク／トレシーバ注300単位フレックスタッチ、ペンフィル		基礎インスリン補充。定常状態において作用が持続／明らかなピークなし／42時間超
配合薬	インスリンデグルデク・リラグルチド／ゾルトファイ配合注300ドーズフレックスタッチ	10ドーズ／回／日から開始　注射時刻を決めて皮下注　状態に応じて適宜増減　50ドーズ／日まで	基礎インスリンとGLP-1受容体作動薬の配合薬
	インスリングラルギン・リキシセナミド／ソリクア配合注ソロスター	5-10ドーズ／回／日から開始　5-20ドーズ／日　朝食直前皮下注	
その他	インスリンアスパルト3：インスリンデグルデク7／ライゾデグ配合注300単位フレックスタッチ	1-2回／日皮下注　懸濁の必要なし	超速効型と持効型含有製剤。10-20分／1-3時間／42時間超

※ペン製剤（フレックスペン・フレックスタッチ・ミリオペン・ソロスター）：インスリン製剤と注入器が一体となったディスポーザブル（使い捨て）タイプのインスリン製剤。
※カートリッジ製剤（カート・ペンフィル）：専用のペン型注入器と組み合わせて使用するインスリン製剤。
※バイアル製剤：インスリン専用シリンジ（注射器）で吸引して使うインスリン製剤。
※イノレット：ディスポーザブルタイプのインスリン製剤。握力や視力の低下した患者や高齢の患者でも扱いやすいよう握りやすい形状にしてあるのが特徴。
参考・引用文献　糖尿病リソースガイド「インスリン製剤早見表2020-2021」

播種性血管内凝固症候群（DIC）治療薬 (表13)

	上段：一般名 下段：商品名（略号）	成人用法用量	特徴・注意点
抗凝固療法薬	トロンボモデュリン リコモジュリン点滴静注用	380単位/kg　点滴　30分	妊婦禁。頭蓋内・肺・消化管出血禁
	ダナパロイド オルガラン静注1250単位	1,250単位/回　2回/日 12時間毎	20日まで。妊婦禁 出血、透析中、重症肝障害禁
	ダルテパリン フラグミン静注5000単位	DIC：75IU/kg　24時間持続点滴　血液透析： 10-15IU/kg（出血傾向あり） 15-20IU/kg（出血傾向なし）を単回投与　開始後7.5-10IU/kg/時を持続注入	妊婦禁 血液透析に適用あり
	ガベキサート エフオーワイ注射用100、500mg	DIC：20-39mg/kg 24時間持続投与	妊婦の大量投与禁。 血管外漏出注意
	ナファモスタット フサン注射用10、50mg	0.06-0.20mg/kg×体重×24を24時間持続点滴	授乳禁 血管外漏出注意
補充療法薬	乾燥濃縮人アンチトロンビンⅢ アンスロビンP注射用500、1500	1,500IU/日　静注・点滴 ヘパリン持続点滴と併用	ヘパリン併用 特定生物由来製品
	アンチトロンビンガンマ アコアラン静注用600、1800	36IU/kg/日　静注・点滴 72IU/kg/日まで	凍結禁 25℃以下で保管

高尿酸血症治療薬 （表14）

	上段：一般名 下段：商品名	成人用法用量	特徴・注意点
排泄促進	プロベネシド ベネシッド錠250mg	初期：0.5-2g/日 維持：1-2g/日　2-4回/日	尿細管での尿酸再吸収抑制
	ベンズブロマロン ユリノーム錠25、50mg	25-50mg/回/日 維持50mg/回/日　1-3回/日	高尿酸血症を伴う高血圧症に適用あり
	ドチヌラド ユリス錠0.5、1、2mg	0.5mg/回/日より開始 維持2mg/回/日 4mg/回/日まで	尿酸トランスポーター阻害（尿酸再吸収阻害）薬 血中尿酸値要確認
生成抑制	アロプリノール ザイロリック錠50、100mg	200-300mg/日　2-3回/日	高尿酸血症を伴う高血圧症に適用あり
	フェブキソスタット フェブリク錠10、20、40mg	10mg/回/日から開始 維持量40mg/回/日	がん化学療法に伴う高尿酸血症に適用あり
	トピロキソスタット トピロリック錠20、40、60mg	40mg/日より開始　漸増 120mg/日　2回/日	最大160mg/日
その他	ラスブリカーゼ ラスリテック点滴静注用1.5、7.5mg	化療4-24時間前に0.2mg/kg 1回/日　点滴30分以上	尿酸分解酵素薬。がん化療に伴う高尿酸血症。7日間
	コルヒチン コルヒチン錠0.5mg	寛解：3-4mg/日　6-8回/日 予防：0.5-1mg/日　発作予感時　0.5mg/回	痛風発作の寛解、予防薬。家族性地中海熱に適用あり
	クエン酸K・Na配合薬 ウラリット配合錠、ウラリッドU配合散	1g/回　3回/日　尿検査でpH6.2-6.8に調整	酸性尿改善、アシドーシス改善に適用あり

泌尿器疾患治療薬 （表15）

上段：一般名 下段：商品名（一般名/商品名）	成人用法用量	特徴・注意点
前立腺肥大治療薬 タムスロシン ハルナールD錠0.1、0.2mg	0.2mg/回/日	α$_1$受容体遮断 作用時間長
ナフトピジル/フリバス錠、OD錠 25、50、75mg	25mg/回/日　75mg/日まで	α$_1$受容体D、A遮断。 作用時間長
シロドシン ユリーフ錠、OD錠2、4mg	4mg/回　2回/日	α$_1$受容体選択的遮断
クロルマジノン プロスタールL錠50mg	50mg/回/日　16週までを目安	抗アンドロゲン作用
デュタステリド アボルブカプセル0.5mg	0.5mg/回/日	5α還元酵素阻害
ゲストノロン デポスタット筋注200mg	200mg/回/週　臀部筋注 8-12週を目安	テストステロンの前立腺 細胞内取込み阻害
タダラフィル ザルティア錠2.5、5mg	5mg/回/日	低用量PDE5阻害薬
L-アラニン・L-グルタミン酸・グ リシン/パラプロスト配合カプセル	2C/回　3回/日	慢性前立腺炎、初期 前立腺肥大症に適用
セルニチン セルニルトン錠	2錠/回　2-3回/日	
オオウメガソウなど エビプロスタット配合錠DB	1錠/回　3回/日	抗炎症、排尿促進、 尿路消毒作用あり
過活動膀胱・頻尿・尿失禁治療薬 フラボキサート ブラダロン錠200mg	200mg/回　3回/日	神経性頻尿、慢性前 立腺炎、慢性膀胱炎 の頻尿、残尿感改善
トルテロジン デトルシトールカプセル2、4mg	4mg/回/日	徐放性ムスカリン受容 体拮抗薬
フェソテロジン トビエース錠4、8mg	4mg/回/日　8mg/日まで	
ソリフェナシン ベシケア錠・OD錠2.5、5mg	5mg/回/日　10mg/日まで	ムスカリンM$_3$受容体拮 抗薬。膀胱選択性
イミダフェナシン ウリトス錠・OD錠0.1mg	1mg/回　2回/日 0.4mg/日まで	ムスカリンM$_1$・M$_3$受容体 拮抗薬。膀胱選択性
オキシブチニン ネオキシテープ	1回/日　下腹部　腰部または 大腿部のいずれかに貼付　24 時間毎に貼り替え	経皮吸収製剤
プロピベリン バップフォー細粒、錠10、 20mg	20mg/回/日　20mg/回　2 回/日まで	平滑筋直接作用および 抗コリン作用
ミラベグロン ベタニス錠25、50mg	50mg/回/日	選択的β$_3$アドレナリン 受容体作動薬
ビベグロン ベオーバ錠50mg	50mg/回/日	
他 ウラジロガシエキス ウロカルン錠225mg	2錠/回　3回/日	結石溶解、抗炎症、 利尿作用

脂質異常症治療薬 (表16)

	上段：一般名 下段：商品名 (一般名/商品名)	成人用法用量	特徴・注意点
スタチン	アトルバスタチン リピトール錠5、10mg	10mg/回/日　20mg/日まで 家族性が40mg/日まで	脂溶性。低下作用は強力
	フルバスタチン ローコール錠10、20、30mg	20mg/回/日　夕食後　20mg より開始　60mg/日まで	脂溶性。抗酸化作用あり
	ピタバスタチン リバロ錠・OD錠1、2、4mg	1-2mg/回/日 4mg/日まで	脂溶性。LDL-C低下、 HDL-C上昇
	ロスバスタチン/クレストール 錠・OD錠2.5、5mg	2.5mg/回/日より開始 効果不十分なら10mgまで漸増	親水性。家族性などの重症 例で20mg/日まで
	シンバスタチン リポバス錠5、10、20mg	5mg/回/日　20mg/日まで	脂溶性。プロドラッグ
	プラバスタチン メバロチン細粒、錠5、10mg	10mg/回　1-2回/日 重症例20mg/日まで	水溶性で肝細胞選択性。 相互作用少ない
配合薬	アトルバスタチン・エゼチミブ アトーゼット配合錠LD、HD		小腸コレステロールトランス ポーター阻害薬とスタチンの 合剤
	ロスバスタチン・エゼチミブ ロスーゼット配合錠LD、HD	1錠/回/日	
フィブラート	ベザフィブラート ベザトールSR徐放錠100、200mg	200mg/回　2回/日	腎排泄型。IIb、III、IV、 V型に効果あり
	フェノフィブラート トライコア錠53.3、80mg	106.6-160mg/回/日	腎排泄型。TG低下、 HDL-C増加
	ペマフィブラート パルモディア錠0.1mg	0.1mg/回　2回/日 0.2mg/回まで可	PPARα選択的活性化作用。 TG低下強力
陰イオン交換樹脂	コレスチラミン クエストラン粉末	9g/回　2-3回/日 水100mLに懸濁	レフルノミド中毒に適用あり
	コレスチミド コレバインミニ配合顆粒、錠500mg	1.5g/回　2回/日　食前 4g/日まで可	服薬量は少ないが水 200mL懸濁

	上段:一般名 下段:商品名 (一般名/商品名)	成人用法用量	特徴・注意点
不飽和脂肪酸	イコサペント酸/エパデール 軟カプセル300mg、 S300、600、900mg	900mg/回 2回/日または 600mg/回 3回/日 食直後	閉塞性動脈硬化症に適用あり
	オメガ-3脂肪酸エチル ロトリガ粒状カプセル2g	2g/回/日食直後 2回/日まで可	EPAとDHAの配合薬
抗体薬	エボロクマブ/レパーサ皮 下注140mg、皮下注 420mgオートミニドーザー	ヘテロ:140mg/回 1回/2週 または420mg/回 1回/4週 ホモ:420mg/回/4週 効果不十分で1回/2週	LDLアフェレーシス補助に適用あり
	アリロクマブ プラルエント皮下注ペン 75、150mg	効果不十分例:75mg/回 1 回/2週 150mg/回まで可 治療困難例:150mg/回/4週 2週毎まで可	心血管イベントリスク高くスタチン治療効果不十分または治療困難例に適用
他	ロミタピドメシル/ジャクスタビッドカプセル5、10、20mg	5mg/回/日 夕食後2時間 増量可	ミクロソームトリグリセリド転送タンパク質阻害薬
	エゼチミブ ゼチーア錠	10mg/回/日	小腸コレステロールトランスポーター阻害薬

貧血治療薬 (表17)

	上段：一般名（略称） 下段：商品名（一般名/商品名）	成人用法用量	特徴・注意点
鉄剤	乾燥硫酸鉄 フェロ・グラデュメット錠105mg	1-2錠/日　1-2回/日	徐放性製剤 胃腸障害軽減
	溶性ピロリン酸第二鉄 インクレミンシロップ	添付文書に成人用量の記載なし	鉄剤唯一のシロップ製剤 小児に適用
	フマル酸第一鉄　フェルムカプセル	1C/回/日	徐放性製剤
	クエン酸第一鉄　フェロミア顆粒、錠	100-200mg/日　1-2回/日	胃内pHに影響されない
	含糖酸化鉄　フェジン静注40mg	1-3A/日　静注2分以上	10〜20%ブドウ糖液で5〜10倍希釈
	カルボキシマルトース第二鉄 フェインジェクト静注500mg	500mg/回/週 総投与量上限1,500mg	最低限の投与回数で必要量投与可
赤血球造血刺激因子製剤	エポエチンアルファ/エスポー注射液、注射液シリンジ、皮下注シリンジ	腎性貧血（透析中） 初期：3,000IU/回　3回/週 維持：1,500IU/回　2-3回/週　または3,000IU/回　2回/週 最大3,000IU/回　3回/週 腎性貧血（透析導入前） 初回：6,000IU/回　1回/週 維持：6,000-12,000IU/回　1回/2週	遺伝子組み換え型の造血因子製剤
	エポエチンベータ/エポジン注シリンジ、皮下注シリンジ	自己血貯血ヘモグロビン濃度が13-14g/dLの患者には　初回採血後より成人には24,000IU/回を最終採血まで週1回皮下注	
ESA	ダルベポエチンアルファ ネスプ注射液プラシリンジ	腎性貧血（透析中） 初回：20μg/回/週　静注 維持：15-60μg/回/週　静注 腎性貧血（保存期・腹膜透析中） 初回：30μg/回/2週　皮下または静注 維持：貧血改善効果が得られたら30-120μg/回/週　皮下または静注	骨髄異形成症候群に伴う貧血にも適用
HIFプロリン水酸化酵素阻害薬	ロキサデュスタット エベレンゾ錠20、50、100mg	ESA未治療：50mg/回　3回/週より開始　ESAから切替：70-100mg/回　3回/週より開始　いずれも適宜増減3mg/kg/回まで	EPOの産生促進、鉄の吸収促進、トランスフェリンの取り込み促進等による赤血球の成熟・分化促進
	ダプロデュスタット ダーブロック錠1、2、4、6mg	保存期慢性腎臓病（ESA未治療）：2mgまたは4mg/回/日より開始　保存期慢性腎臓病（ESA製剤から切替）：4mg/回/日より開始　透析：4mg/回/日より開始　いずれも適宜増減24mg/回まで	
	バダデュスタット バフセオ錠150、300mg	300mg/回/日より開始 適宜増減600mg/日まで	
	エナロデュスタット エナロイ錠2、4mg	保存期慢性腎臓病・腹膜透析：2mg/回/日より開始　血液透析：4mg/回/日より開始　いずれも食前または就寝前　適宜増減8mg/回まで	

認知症・脳卒中治療薬 （表18）

上段：一般名 下段：商品名 （一般名/商品名）	成人用法用量	特徴・注意点
認知症治療薬 ドネペジル/アリセプト細粒、DS、錠・D錠、内服ゼリー3、5、10mg	3mg/回/日より開始 1-2週後5mg/日に増量 10mg/日まで可	軽～高度に適用。コリンエステラーゼ阻害薬。レビー小体型に適用あり
ガランタミン/レミニール内用液、錠・OD錠4、8、12mg	4mg/回/日より開始 4週後8mg/回　2回/日 12mg/回　2回/日まで可	軽～中等度に適用。アロステリック活性化リガンド作用あり
リバスチグミン/リバスタッチパッチ4.5、9、13.5、18mg	4.5mg/回/日より開始 4週毎に4.5mgずつ増量 維持量18mg/日	唯一の外用薬。24時間毎に貼付
メマンチン/メマリーDS、錠・OD錠5、10、20mg	5mg/回/日より開始 1週毎に5mgずつ増量 維持量20mg/日	中～高度に適用。NMDA受容体拮抗薬
抗血栓薬 ウロキナーゼ ウロナーゼ6万単位	脳血栓：6万単位/回/日 7日間	プラスミンに作用。末梢静脈・動脈閉塞症に適用あり
アルテプラーゼ/グルトパ600万、1,200万、2,400万IU	34.8万IU/kg静注 3,480万IUまで可	凝固線溶系への影響少。急性心筋梗塞の適用あり
利尿薬 果糖・濃グリセリン グリセオール注	200-500mL/回　1-2回/日 500mLあたり2-3時間で点滴 1-2週間	作用は速やかで強力。頭蓋内浮腫の他脳外科手術、眼内圧下降にも適用
脳梗塞薬 オザグレル/キサンボンS注射液20、40mg	80mg/回　2回/日 点滴2時間　2週間まで	トロンボキサン合成酵素阻害、脳血流改善作用
エダラボン/ラジカット注、点滴静注バッグ30mg	30mg/回　2回/日 点滴30分	フリーラジカルスカベンジャー。ALSにも適用あり
脳循環・代謝賦活薬 シチコリン ニコリンH注射液	脳梗塞急性期：1,000mg/回/日　2週間　脳卒中後片麻痺：250mg/回/日　4週間　効果ありで4週間追加	頭部外傷・脳手術に伴う意識障害、急性・慢性膵炎、術後急性膵炎にも適用あり
ニセルゴリン/サアミオン散、錠5mg	5mg/回　3回/日 12週で効果判定	脳神経伝達機能改善
漢方 抑肝散 抑肝散エキス顆粒	2.5g/回　3回/日	認知症の周辺症状改善に汎用
その他 チアプリド/グラマリール細粒、錠25、50mg	25-50mg/回　3回/日 脳梗塞は6週間で効果判定	攻撃的行為、精神興奮、徘徊、せん妄の改善

パーキンソン病治療薬 (表19)

上段:一般名 下段:商品名(略号)	成人用法用量	特徴・注意点
レボドパ・配合薬 レボドパ ドパストンカプセル250mg、散、注	開始250-750mg/日 維持量 1.5-3.5g/日 1-3回/日	早・進行期に効果あり 閉塞隅角緑内障禁
レボドパ・カルビドパ配合 メネシット配合錠100、250	開始100-300mg/日 維持量 600-750mg/日 3回/日	レボドパ既服用患者の 用法用量に注意 添付文書参照
レボドパ・ベンセラジド配合 マドパー配合錠	開始1-3錠/日 維持量3-6錠/日	
ドパミンアゴニスト アポモルヒネ アポカイン皮下注30mg	1mg/回 2時間空けて 1mg/回ずつ増量 5回まで	オフ症状改善。10~20分 で効果発現。カートリッジ
プラミペキソール ミラペックスLA錠0.375、1.5mg	開始0.375mg/回/日 維持量1.5-4.5mg/日	ジアゼピン誘導体 非麦角系
ロピニロール レキップ錠0.25、1、2mg	開始0.75mg/日 維持量3-9mg/日 3回/日	ドパミンD2受容体系に作用 妊婦、授乳禁
ロチゴチン ニュープロパッチ2.25~18mg	開始4.5mg/回/日 維持量9-36mg/日	外用貼付薬 妊婦禁
MAO阻害薬 セレギリン エフピーOD錠2.5mg	開始2.5mg/回/日 標準維持量7.5mg/日	選択的MAO-B阻害薬 併用禁多い
ラサギリン アジレクト錠0.5、1mg	1mg/回/日	上記+中等度以上の 肝機能障害禁
サフィナミド エクフィナ錠50mg	レボドパ製剤併用 50mg/回/日 100mg/日まで	MAO-B阻害薬。非ドパミ ン作動性。妊婦禁
COMT阻害薬 エンタカポン コムタン錠100mg	100mg/回 200mg/可 8回/日まで	レボドパ+DCI配合薬と併用
オピカポン オンジェンティス錠25mg	25mg/回/日	
レボドパ・カルビドパ・エンタカポン スタレボ配合錠L50、100	添付文書参照	レボドパ+DCI+COMT阻害 薬の配合剤
アデノシンA2A受容体拮抗薬 イントラデフィリン ノウリアスト錠20mg	20mg/回/日 40mg/日まで可	レボドパ+DCI配合薬と併用 妊婦、重度肝障害禁

	上段：一般名 下段：商品名（略号）	成人用法用量	特徴・注意点
ド 促パ 進ミ 薬ン 遊 離	アマンタジン シンメトレル細粒、50、 100mg	初期100mg/日 維持量200mg/日	重度腎障害、妊婦禁
ノ 前ル 駆ア 物ド 質レ ナ リ ン	ドロキシドパ ドプス細粒、OD錠100 ～200mg	開始100mg/回/日 標準維持量600mg/日 3回/日	閉塞隅角緑内障、カテコラ ミン製剤、妊婦禁
レ 活ボ 薬ド パ 賦	ゾニサミド トレリーフ錠25mg、OD錠 25、50mg	25mg/回/日	他剤無効例に適用 レボドパ作用延長・増強

注）DCI：dopa decarboxylase inhibitor（ドーパ脱炭酸酵素阻害薬）

3

主な薬剤一覧

片頭痛治療薬 (表20)

上段：一般名（略称） 下段：商品名 （一般名/商品名）	成人用法用量	特徴・注意点
発作治療薬・トリプタン系 スマトリプタン/イミグラン錠50mg、イミグラン点鼻液20mg、イミグラン皮下注3mg、皮下注キット3mg	頭痛発現時に内服：50mg/回 点鼻：20mg/回　いずれも2時間空けて追加投与可 注射：3mg/回　2回/日まで	<トリプタン共通>中～重度に適用。頭痛発現時のみに使用し、予防的には使用しない
ゾルミトリプタン/ゾーミッグ錠、RM錠2.5mg	頭痛発現時2.5mg/回　2時間あけて追加可　10mg/日まで	
リザトリプタン/マクサルト錠、RPD錠10mg	頭痛発現時10mg/回　2時間あけて追加可　20mg/日まで	
エレトリプタン/レルパックス錠20mg	頭痛発現時20mg/回　2時間あけて追加可　40mg/日まで	
ナラトリプタン/アマージ錠2.5mg	頭痛発現時2.5mg/回　4時間あけて追加可　5mg/日まで	
予防薬 ロメリジン/ミグシス錠5mg	5mg/回　2回/日 20mg/日まで	Ca拮抗薬。月2回以上の発作がある場合に適用
バルプロ酸Na/デパケン細粒、錠、R錠、シロップ	400-800mg/日　2-3回/日 1,000mg/日まで	抗てんかん薬
プロプラノロール/インデラル錠	20-30mg/日より開始　漸増 60mg/日まで　2-3回/日	β遮断薬
ガルカネズマブ/エムガルティ皮下注120mg、オートインジェクター120mg	初回240mg皮下注　以降1ヶ月間隔で120mg	ヒト化IgG4モノクローナル抗体薬
呉茱萸湯/ツムラ呉茱萸湯エキス顆粒	7.5g/日　2-3回/日 食前または食間	他に釣藤散、五苓散も適用

不眠症治療薬 (表21)

上段：一般名（略称） 下段：商品名（一般名/商品名）		成人用法用量	特徴・注意点
ベンゾジアゼピン（BZ）系	トリアゾラム ハルシオン錠0.125、0.25mg	0.25-0.5mg/回	超短時間型 高齢者は成人の半量
	ブロチゾラム レンドルミン錠、D錠0.25mg	0.25mg/回	短時間型
	ロルメタゼパム エバミール錠1mg	1-2mg/回	短時間型。肝疾患や高齢者に使いやすい
	リルマザホン リスミー錠1、2mg	1-2mg/回	短時間型 麻酔前投薬にも適用
	フルニトラゼパム/サイレース 錠1、2mg、静注2mg	0.5-2mg/回 注：0.02-0.03mg/kg	中間型。睡眠作用強力 局麻時の鎮静にも適用
	ニトラゼパム/ベンザリン細粒 1%、錠2、5、10mg	5-10mg/回	中間型。筋弛緩作用あり 麻酔前投薬にも適用
	クアゼパム ドラール錠15、20mg	20mg/回　30mgまで可	中間型
	フルラゼパム ダルメートカプセル15mg	10-30mg/回	長時間型
非BZ系	ゾルピデム マイスリー錠5、10mg	5-10mg/回	選択的ω1受容体作用薬。超短時間型
	ゾピクロン アモバン錠7.5、10mg	7.5-10mg/回	超短時間型。口中に苦み残る。麻酔前投薬にも適用
	エスゾピクロン ルネスタ錠1、2、3mg	2mg/回　3mgまで可	超短時間型。ゾピクロンの鏡像異性体
その他	ラメルテオン ロゼレム錠8mg	8mg/回	メラトニン受容体作動薬。高齢者、身障者に適す
	スボレキサント ベルソムラ錠10、15、20mg	20mg/回	オレキシン受容体拮抗薬 中～長時間作用
	レンボレキサント デエビゴ錠2.5、5、10mg	5mg/回　就寝直前	

3

主な薬剤一覧

抗てんかん薬 (表22)

<共通>副作用　神経細胞興奮抑制による神経症状（複視、眼振、眠気、運動失調）と精神症状（イライラ、朦朧状態、自発性低下など）

	上段：一般名（略称） 下段：商品名（一般名/商品名）	成人用法用量	特徴・注意点
バルビツール	フェノバルビタール（PB）/ フェノバール末　散、錠、 エリキシル、注	内：30-200mg/日　1-4回/日 注：50-200mg/回　1-2回/日 皮下・筋注	薬物依存、PHT、CBZとの交差過敏あり。第二選択薬
ベンゾジアゼピン系	クロナゼパム（CZP） ランドセン細粒、錠0.5、1、2mg	初回：0.5-1mg　1-3回/日 維持：2-6mg/日	GABAニューロン作用増強
ベンゾジアゼピン系	クロバザム（CLB） マイスタン細粒、錠5、10mg	10mg/日より開始　維持10-30mg/日　40mgまで	他の抗てんかん薬と併用
ベンゾジアゼピン系	ロラゼパム ロラピタ静注	4mg/回　投与速度2mg/分 最大8mg	1mg/mLに希釈投与
イオンチャネル阻害薬	フェニトイン（PHT）/アレビアチン散、錠25、100mg、注	200-300mg/日　3回/日 125-250mg静注	発作制御不能時30分後に100〜150mg追加
イオンチャネル阻害薬	カルバマゼピン（CBZ） テグレトール細粒、錠100、200mg	200-400mg/日　1-2回/日	がん性疼痛の鎮痛補助にも使用
イオンチャネル阻害薬	ラモトリギン（LTG） ラミクタール錠25、100mg	25mg/回/日から開始　2週間毎に倍増　5週目から100mg/日　維持量100-200mg/日	双極性障害の気分エピソード再発・再燃予防にも使用
イオンチャネル阻害薬	ラコサミド（LCM）/ビムパット 錠50、100、DS、点滴静注	100mg/日より開始 維持量200mg　　2回/日	注射：1日量を30〜60分で点滴
イオンチャネル阻害薬	ゾニサミド（ZNS） エクセグラン散、錠	100-200mg/日から開始 1-2週毎に漸増	600mg/日まで可 幅広い発作型に有効
イオンチャネル阻害薬	トピラマート（TPM） トピナ細粒、錠25、50、100mg	50mg/回　1-2回/日　維持量100-200mg　2回/日	600mg/日まで可 他の抗てんかん薬と併用
その他	レベチラセタム（LEV） イーケプラ錠250、500、DS	500mg/回　2回/日 3,000mg/日まで	SV2A作用薬 薬物相互作用が殆どない
その他	ペランパネル（PER） フィコンパ細粒、錠2、4mg	2mg/日より開始　1または2週以上の間隔で2mgずつ増量　維持量4-8mg/回/日	AMPA受容体拮抗薬。発作別、単独・併用療法別に投与量および漸増間隔が異なり、最高用量も異なるので注意
その他	バルプロ酸/デパケン細粒、錠・R錠100、200mg、シロップ	400-1,200mg/日　2-3回/日	全般発作の第一選択薬。片頭痛に適用あり

精神神経疾患用薬 (表23)

上段：一般名 下段：商品名 (一般名/商品名)	成人用法用量	特徴・注意点
定型抗精神病薬 クロルプロマジン/コントミン 糖衣錠12.5、25、50、100mg 筋注10、25、50mg	内服：50-450mg/日　分服 注射：10-50mg/回　筋注	ドパミン受容体D2遮断・抗アドレナリンα1・抗コリン作用。鎮静作用は強力
レボメプロマジン/ヒルナミン 散、細粒、錠5、25、50mg。筋注25mg	内服：25-200mg/日　分服 注射：25mg/回　筋注	クロルプロマジンと同様 少量で睡眠作用
ハロペリドール/セレネース 細粒、錠0.75、1、1.5、3mg、内用液、注	内服：0.75-2.25mg/日から開始　維持量3-6mg/日 注射：5mg/回　1-2回/日	ブチロフェノン系 抗幻覚・妄想作用強力
ネモナプリド エミレース錠3、10mg	9-36mg/日　食後分服 60mg/日まで	ベンザミド系
非定型抗精神病薬 ペロスピロン ルーラン錠4、8、16mg	4mg/回　3回/日より開始 漸増　維持12-48mg/日	SDA。セロトニン受容体に作用。抗不安作用あり
ルラシドン ラツーダ錠20、40、60、80mg	統合失調症：40mg/回/日 80mg/日まで 双極性障害：20mg/回/日より 開始　60mg/回/日まで	SDA。抗ヒスタミン、抗コリン作用は弱い
オランザピン/ジプレキサ細粒、錠2.5、5、10mg、ザイディス錠2.5、5、10mg、筋注用	統合失調症：5-10mg/回/日より開始　維持10mg/回/日 躁症状：10mg/回/日など	MARTA。陽性、陰性両症状改善。抗コリン作用弱く錐体外路症状は起こりにくい
クエチアピン/セロクエル細粒、錠25、100、200mg	25mg/回　2-3回/日より開始 漸増　150-600mg/日　2-3 回/日　750mgまで	抗幻覚・妄想作用はやや劣る。抗うつ効果あり。ヒスタミンH1受容体の親和性高く眠気出やすい。体重増加、血糖上昇あり
アリピプラゾール/エビリファイ散、錠1、3、6、12mg、OD錠3、6、12、24mg、内用液	統合失調症：開始6-12mg/日 維持6-24mg/日　躁状態：開始12-24mg/回/日　維持12-24mg/回/日　30mgまで	ドパミン受容体の部分的アゴニスト。錐体外路症状やプロラクチン値上昇はほとんど見られない
その他 ゾテピン ロドピン細粒、錠25、50、100mg	75-150mg/日　分服 450mg/日まで	鎮静作用強い

上段：一般名 下段：商品名 （一般名/商品名）	成人用法用量	特徴・注意点
抗うつ薬 クロクラミン/クロフェクトン 顆粒、錠10、25、50mg	30-150mg/日　3回/日	昏睡状態、中枢神経抑制薬の強い影響下は禁
アミトリプチリン トリプタノール錠10、25mg	30-75mg/日より開始　漸増 150mg/日まで	三環系。抗コリン作用、抗α_1作用鎮静作用が強い
アモキサピン/アモキサン細粒、カプセル10、25、50mg	25-75mg/日　1-数回/日 効果不十分150mg/日まで	遊離カテコラミンの再取り込み阻害作用
ミアンセリン テトラミド錠10、30mg	30mg/回/日　60mgまで可 就寝前投与可	四環系。心・血管系の影響が少ない。鎮静作用強い
パロキセン/パキシル錠5、10、20mg　パキシルCR錠6.25、12.5、25mg	うつ病：10-20mg/回/日より開始　20-40mg/回/日 パニック：10mg/回/日より開始30mg/回/日 強迫性：20mg/回/日より開始40mg/回/日。50mgまで 社会不安：10mg/回/日より開始　20mg/回/日。40mgまで 外傷性：10-20mg/回/日より開始　20mg/回/日　40mgまで	効果は三環系薬と同等。鎮静効果はない。抗不安作用あり。セロトニン2C受容体刺激作用が強い。CRの適用はうつ、うつ状態のみ
セルトラリン/ジェイゾロフト錠25、50、100mg、OD錠25、50、100mg	25mg/回/日より開始 漸増　100mg/回/日まで	SSRI 離脱症状は少ない
デュロキセチン/サインバルタカプセル20、30mg	20mg/日より開始　維持量40mg/回/日　60mgまで	SSRI作用に意欲向上作用をプラス。疼痛にも効果あり
抗うつ薬 ミルタザピン レメロン錠15、30mg	15-30mg/回/日	NaSSA 胃腸障害少ない
ボルチオキセチン トリンテリックス錠10、20mg	10mg/回/日　20mgまで	S-RIM。副作用は少ない
トラゾドン レスリン錠25、50mg	初期量75-100mg/日　1-数回/日　200mg/日まで可	セロトニン受容体遮断と再取り込み抑制作用
双極性障害薬 炭酸リチウム リーマス錠100、200mg	初期：400-600mg/日 維持：200-800mg/日	双極性障害の再発予防。TDMにて至適用量を調節
ラモトリギン ラミクタール錠25、100mg	最初の2週間は25mg/回/日 次の2週間は50mg/日　5週目は100mg/日　6週目以降は維持用量として200mg/日	双極性障害における気分エピソードの再発・再燃抑制。抗躁作用はほとんどないが抗うつ作用あり
刺激薬 ペモリン ベタナミン錠10mg	10-30mg/日　朝食後	ドパミン取り込み阻害による神経伝達促進作用

骨粗鬆症治療薬 （表24）

上段：一般名 下段：商品名 （一般名/商品名）		成人用法用量	特徴・注意点
ビスホスホネート	アレンドロン/ボナロン錠5、35mg、ゼリー35mg、点滴静注バッグ900μg	内服：5mg/回/日または35mg/回/週 注射：900μg/回　1回/4週　点滴30分以上	内服共通。起床時、水180mLで服用後臥床不可。注射は投与後数日間発熱あり
ビスホスホネート	リセドロン/ベネット錠2.5、17.5、75mg	2.5mg/回/日または17.5mg/回/週または75mg/回/月　起床時	骨ページェット病に適用あり17.5mg錠のみ
ビスホスホネート	ミノドロン リカルボン錠1、50mg	1mg/回/日または50mg/回/4週 起床時	
ビスホスホネート	イバンドロン/ボンビバ錠100mg、静注シリンジ	内服：100mg/回/月　起床時 注射：1mg/回/月　静注	臥床不可は60分
ビスホスホネート	ゾレドロン リクラスト点滴静注75mg	5mg/回/年 点滴15分以上	年1回投与
活性型VD3	アルファカルシドール ワンアルファ錠0.25、0.5、1μg	0.5-1.0μg/回/日	慢性腎不全、副甲状腺機能低下症に適用あり
活性型VD3	カルシトリオール/ロカルトロールカプセル0.25、0.5μg	0.25-0.75μg/回/日	
活性型VD3	エルデカルシトール/エディロールカプセル0.5、0.75μg	0.75μg/回/日	優れた骨代謝改善作用

3

主な薬剤一覧

上段:一般名 下段:商品名 (一般名/商品名)	成人用法用量	特徴・注意点
ラロキシフェン エビスタ錠	60mg/回/日	選択的エストロゲン受容体モジュレーター
バセドキシフェン ビビアント錠	20mg/回/日	エストロゲンと同様の作用
デノスマブ プラリア皮下注シリンジ	60mg/回/6ヶ月	抗RANKLモノクローナル抗体
ロモソズマブ イベニティ皮下注シリンジ	210mg/回/月 12ヶ月間	ヒト化抗スクレロスチンモノクローナル抗体
テリパラチド/テリボン皮下注用オートインジェクター。 フォルテオ皮下注キット	テリボン:28.2μg/回 2回/週 24ヶ月まで フォルテオ:20μg/回/日 24ヶ月まで	合成ヒト副甲状腺ホルモン
エルカトニン エルシトニン注20Sディスポ	20単位/回/週	カルシトニン製剤 骨粗鬆症における疼痛
メナテトレノン グラケーカプセル15mg	15mg/回 3回/日	ビタミンK_2
L-アスパラギン酸カルシウム アスパラ-CA錠	1.2g（6錠）/日 2-3回/日	カルシウム薬

※表左端には縦書きで「その他」「その他」と記載

シェーグレン症候群治療薬 (表25)

上段：一般名 下段：商品名（略号）		成人用法用量	特徴・注意点
ドライアイ	レバミピド ムコスタ点眼UD	1滴/回　4回/日	懸濁液 点眼時のかすみ目注意
	ジクアホソル ジクアス点眼液	1滴/回　6回/日	かすみ目
	精製ヒアルロン酸 ヒアレイン点眼	1滴/回　5-6回/日	使い切りタイプあり
	人工涙液 人工涙液マイティア	1-2滴/回　5-6回/日	コンタクトレンズ 使用時不可
ドライマウス	人工唾液 サリベートエアゾール	1-2秒/回　4-5回/日 噴霧	30回超で噴霧量減少 要長押し
	ピロカルピン サラジェン錠、顆粒	5mg/回　3回/日	授乳禁。空腹時避ける
	セビメリン エボザックカプセル	30mg/回　3回/日	アセチルコリン類似薬

皮膚科外用薬 (表26)

上段：一般名 下段：商品名（一般名/商品名）		成人用法用量	特徴・注意点
副腎皮質ステロイド薬	ジフロラゾン ダイアコート軟膏、クリーム	1-数回/日　塗布	最も強力
	ジフルプレドナート マイザー軟膏、クリーム		かなり強力
	デキサメタゾンプロピオン酸エステル デキサメタゾンプロピオン酸メサデルム軟膏、クリーム、ローション		強力
	クロベタゾン キンダベート軟膏		中程度
	プレドニゾロン プレドニゾロン軟膏、クリーム		弱い
非ステ薬	イブプロフェン スタデルム軟膏、クリーム	数回/日 帯状疱疹：1-2回/日	非ステロイド薬 ざ瘡にも適用あり
	ウフェナマート コンベック軟膏、クリーム	数回/日	非ステロイド薬 皮膚への移行速やか
アトピー	タクロリムス プロトピック軟膏	1-2g/日　塗布 5g/日まで	サイトカイン産生抑制作用
	デルゴシチニブ コレクチム軟膏	2回/日　適量塗布 5gまで	JAK阻害薬
乾癬角化症	カルシポトリオール ドボネックス軟膏	2回/日　適量塗布	活性型ビタミンD_3製剤
	マキサカルシトール・ベタメタゾン マーデュオックス軟膏	1回/日　適量塗布 10g/日まで	ステロイド合剤
	尿素 ケラチナミンクリーム	1-数回/日　塗擦	角質水分保持
保湿	ヘパリン類似物質/ヒルドイド クリーム、ローション、フォームなど	1-数回/日　塗布	皮膚血流増加、水分保持
抗真菌薬	ルリコナゾール/ルリコン軟膏、クリーム、液 ルコナック爪外用液	1回/日　塗布	イミダゾール系。 爪白癬。爪への高濃度浸透（爪外用液）

上段：一般名 下段：商品名（一般名/ 商品名）	成人用法用量	特徴・注意点
抗真菌薬 テルビナフィン ラミシールクリーム、液	1回/日　塗布	アリルアミン系
リラナフタート ゼフナートクリーム、液		チオカルバミン酸系
ブテナフィン メンタックスクリーム、液、 スプレー		ベンジルアミン系
アモロルフィン ペキロンクリーム		モルホリン系。持続性
エフィナコナゾール クレナフィン爪外用液		トリアゾール系 塗布用刷毛付き
抗Ｖ薬 アシクロビル ゾビラックス軟膏、クリーム	数回/日　塗布	抗ウイルス薬
ビダラビン アラセナ-A軟膏、クリーム	1-4回/日　塗布	抗ウイルス薬 アシクロビル耐性にも有効

緑内障治療用点眼薬 （表27）

上段：一般名 下段：商品名（一般名/商品名）		成人用法用量	特徴・注意点
自律神経系	ブリモニジン アイファガン点眼液	1滴/回　2回/日	α2刺激
	ジピベフリン ピバレフリン点眼液0.04、0.1%	1滴/回　1-2回/日	αβ刺激。0.04%から開始 眼内移行性良
	ジスチグミン ウブレチド点眼液0.5、1%	1滴/回　1-2回/日	抗コリンエステラーゼ 眼筋型重症筋無力症にも 適用
PG関連	イソプロピルウノプロストン レスキュラ点眼液	1滴/回　2回/日	イオンチャネル開口薬 線維柱帯細胞弛緩
	タフルプロスト タプロス点眼液	1滴/回　1回/日	プロスタグランディン薬 第一選択薬
β遮断	カルテオロール/ミケラン点眼液 1、2%。LA点眼液1、2%	点眼：1滴/回　2回/日 LA：1滴/回/日	効果不十分で2%使用可
	ベタキシロール/ベトプティック点 眼液、エス懸濁性点眼液	1滴/回　2回/日	β1選択性が高い
CA阻害	ブリンゾラミド エイゾプト懸濁性点眼液	1滴/回　2回/日	炭酸脱水酵素阻害薬 持続性
	ドルゾラミド トルソプト点眼液0.5、1%	1滴/回　3回/日	0.5%から開始
その他	オミデネパグ エイベリス点眼液	1滴/回　1回/日	選択的EP2受容体作動 薬。眼圧降下作用良
	リパスジル グラナテック点眼液	1滴/回　2回/日	Rhoキナーゼ阻害薬高眼 圧症（他剤効果不十分時）
配合薬	カルテオロール・ラタノプロスト ミケルナ配合点眼薬	1滴/回　1回/日	PGとβ遮断薬
	ドルゾラミド・チモロール/コンブ ト配合点眼液、ミニ配合点眼液	1滴/回　2回/日	炭酸脱水酵素とβ遮断薬
	ブリモニジン・チモロール アイベータ配合点眼液		α2とβ遮断薬
	ブリモニジン・ブリンゾラミド アイラミド配合懸濁性点眼液		α2と炭酸脱水酵素阻害薬

抗アレルギー薬 (表28)

	上段：一般名 下段：商品名（略号）	成人用法用量	特徴・注意点
点眼液	イブジラスト ケタス点眼液	1-2滴　4回/日	ベンザルコニウム含有製剤はソフトコンタクトレンズ装用時に要注意。外してから使用し点眼後時間をあけて（15分程度）再装用
	トラニラスト リザベン点眼液		
	レボカバスチン リボスチン点眼液		
	オロパタジン パタノール点眼液		
	ケトチフェン ザジテン点眼液		
	ペミロラスト アレギサール点眼液	1滴/回　2回/日	
	アシタザノラスト ゼペリン点眼液	1-2滴　4回/日	
	エピナスチン アレジオン点眼液	1滴/回　4回/日	持効製剤あり
	フルオロメトロン フルメトロン点眼液	1-2滴　2-4回/日	水性懸濁液。 眼圧上昇少ない
	グリチルリチン ノイボルミチン点眼液	2-3滴/回 5-6回/日	非ステロイド
	タクロリムス タリムス点眼液	1滴/回　2回/日 （振盪懸濁後）	免疫抑制薬 授乳禁
点鼻液	ケトチフェン ザジテン点鼻液	1噴霧/回　4回/日	抗ヒスタミン作用もあり
	レボカバスチン リボスチン点鼻液	2噴霧/回　4回/日	ヒスタミンH₁受容体拮抗薬
	フルチカゾンプロピオン酸 フルナーゼ点鼻液	1噴霧/回　2回/日	ステロイド薬
	フルチカゾンフランカルボン酸 アラミスト点鼻液	2噴霧/回/日	
	モメタゾン ナゾネックス点鼻液	1噴霧/回/日	
内服薬	トラニラスト リザベン細粒、カプセル、DS	100mg/回　3回/日	妊婦禁。膀胱炎様症状に注意
	ケトチフェン ザジテンカプセル、シロップ、DS	1mg/回　2回/日	化学伝達物質遊離抑制作用もあり

上段：一般名 下段：商品名（略号）	成人用法用量	特徴・注意点
メキタジン ゼスラン錠	喘息：6mg/回　鼻炎など： 3mg/回　2回/日	抗コリン作用あり
フェキソフェナジン アレグラ錠30、60mg	60mg/回　2回/日	車の運転注意記載なし
エバスチン エバステル錠5、10mg	5-10mg/回　1回/日	OD錠あり
セチリジン ジルテック錠5、10、DS	10mg/回/日	好酸球活性化抑制作用
レボセチリジン ザイザル錠、シロップ	5mg/回/日	セチリジンの光学異性体
ベポタスチン タリオン錠5、10mg	10mg/回　2回/日	OD錠あり。セチリジンの光学異性体
ロラタジン クラリチン錠、レディタブ、DS	10mg/回　1回/日	車の運転注意記載なし
デスロラタジン デザレックス錠5mg	5mg/回/日	ロラタジンの生理活性物質
ビラスチン ビラノア錠	20mg/回/日	空腹時
ルパタジン ルパフィン錠	10mg/回/日	デスロラタジンに変化
ラマトロバン バイナス錠50、75mg	75mg/回　2回/日	プロスタグランジン、トロンボキサン受容体拮抗薬
モンテルカスト/キプレス錠5、10mg、OD錠10mg、チュアブル、細粒	5-10mg/回/日	ロイコトリエン受容体拮抗薬
標準化スギ花粉エキス シダキュアスギ花粉舌下錠	添付文書参照	免疫療法薬
ヤケヒョウヒダニ・コナヒョウヒダニエキス配合/ミティキュアダニ舌下錠		

内服薬

子宮内膜症用薬 (表29)

	上段：一般名 下段：商品名	成人用法用量	特徴・注意点
黄体ホルモン薬	ジドロゲステロン デュファストン錠5mg	5-20mg/日　1-3回/日	黄体ホルモン薬。無月経、月経周期異常など適用あり
	ドロスピレノン・エチニルエストラジオール/ヤーズフレックス配合錠	1錠/回　24日間連続服用 4日間休　5日目再開	卵胞・黄体ホルモン配合薬
GnRHアナログ	ブセレリン スプレキュアMP皮下注、点鼻液	皮下注：1.8mg/回/4週 点鼻：両鼻腔1噴霧ずつ/回3回/日	注射：月経周期1-5日目に投与 鼻：月経周期1-2日目より投与
	ナファレリン ナサニール点鼻液	1噴霧/回　2回/日 片鼻腔	月経周期1-2日目より投与
	リュープロレリン リュープリン注射用キット 1.88mg、3.75mg	3.75mg/回/4週	月経周期1-5日目に投与
ゴナドトロピン分泌抑制薬	ダナゾール ボンゾール錠	100-200mg/回　2回/日連日服用4ヶ月	月経周期2-5日目より服薬開始
プロゲステロン受容体アゴニスト	ジエノゲスト ディナゲスト錠・OD錠1mg	1mg/回　2回/日	月経周期2-5日目より服薬開始

ワクチン類 （表30）

＜共通する副作用＞接種部位の発赤、疼痛、腫脹、硬結

	上段：一般名 下段：商品名（略号）	用法用量	特徴・注意点
生ワクチン	生ヒトロタウイルスワクチン ロタリックス内用液	1.5mL/回　4週間隔で2回内服	容器（チューブ）から直接経口接種
	5価生ロタウイルスワクチン ロタテック内用液	2.0mL/回　4週間以上の間隔で32週齢までに3回内服	
	乾燥BCGワクチン 乾燥BCGワクチン	添付文書参照	経皮接種用ワクチン 注射厳禁
	生麻しん風しん混合ワクチン ／ミールビック	0.5mL/回　初回生後12-24月 2回目小学校就学前	
	乾燥弱毒生水痘ワクチン 乾燥弱毒生水痘ワクチン	0.5mL/回　初回生後12-15月 2回目初回の6-12月後	50歳以上の帯状疱疹予防にも可（任意）
	乾燥弱毒生おたふくかぜワクチン／おたふくかぜ生ワクチン	0.5mL/回　生後12ヵ月以上で既往歴なければ接種可	任意
	黄熱ウイルス（17D-204株） 黄熱ワクチン	0.5mL/回	任意
不活化ワクチン	4種混合ワクチン（＊） テトラビック、クアトロバック、スクエアキッズ皮下注シリンジなど	0.5mL/回　標準接種期間内に初回免疫：20日以上の間隔で3回　追加免疫：初回後6ヶ月以上空けて1回	＊沈降百日せき・ジフテリア・破傷風・不活化ポリオワクチン
	乾燥細胞培養日本脳炎ワクチン ジェービック、エンセバック	1期初回：0.5mL/回　1-4週間隔で2回　1期追加：0.5mL/回　初回免疫後約1年後 2期：0.5mL/回を1回	3歳未満0.25mL/回日本脳炎の予防
	沈降B型肝炎ワクチン（酵母由来） ビームゲン注、ヘプタバックスII	水平感染：0.5mL/回　4週間隔で2回　20-24週後に0.5mL/回 垂直感染：0.25mL/回　生後12時間以内　1ヶ月　6ヶ月目に0.25mL/回	医療関連感染予防にも使われる
	乾燥ヘモフィルスb型ワクチン アクトヒブ	0.5mL/回　標準接種期間内に初回免疫：4-8週間の間隔で3回　追加免疫：初回免疫後約1年後	インフルエンザ菌b型による感染症の予防
	沈降13価肺炎球菌結合型ワクチン プレベナー13水性懸濁注	0.5mL/回　小児標準接種期間内に初回免疫：27日間以上の間隔で3回　追加免疫：3回目から60日間以上空けて1回	肺炎球菌による感染症予防

上段：一般名 下段：商品名（略号）	用法用量	特徴・注意点
不活化ワクチン 肺炎球菌ワクチン ニューモバックスNPシリンジ	0.5mL/回	筋注可。65歳以上は公費助成あり
組換え沈降2価ヒトパピローマウイルスワクチン/サーバリックス	10歳以上の女性に0.5mL/回を3回筋注　0 1 6ヶ月	HPV16型、18型感染に起因する子宮頸がんとその前駆病変の予防
組換え沈降4価ヒトパピローマウイルスワクチン/ガーダシル	9歳以上に0.5mL/回を3回筋注　0 2 6ヶ月	HPV6、11、16、18型の感染に起因する子宮頸がんとその前駆病変の予防
インフルエンザHAワクチン フルービックHAシリンジ	6ヶ月以上3歳未満：0.25mL/回　3歳以上13歳未満：0.5mL/回　2-4週間の間隔で2回皮下注 13歳以上：0.5mL/回	任意 季節性インフルエンザワクチン
乾燥組織培養不活化狂犬病ワクチン/ラビピュール筋注用	曝露前：1.0mL/回を3回 曝露後：1.0mL/回を4-6回	任意 狂犬病の予防・発病阻止
乾燥組織培養不活化A型肝炎ワクチン/エイムゲン	0.5mL/回筋注　皮下注　0 1 6ヶ月	任意。至急：0.5mL/回を2週間隔で2回筋注、皮下注
4価髄膜炎菌ワクチン（ジフテリアトキソイド結合体）/メナクトラ筋注用	0.5mL/回 筋注	任意。侵襲性髄膜炎菌感染症予防
トキソイド 沈降ジフテリア破傷風混合トキソイド/DTビック	0.1mL/回 11-12歳で1回皮下注	ジフテリア、破傷風の予防
抗毒素 乾燥ジフテリアウマ抗毒素 乾燥ジフテリア抗毒素	添付文書参照	それぞれの毒またはトキソイドで免疫したウマの血清を精製処理して得た抗毒素を凍結乾燥したもの。製造工程でブタの胃由来成分（ペプシン）を使用
乾燥ガスえそウマ抗毒素 乾燥ガスえそ抗毒素	添付文書参照	
乾燥ボツリヌスウマ抗毒素 乾燥ボツリヌス抗毒素	添付文書参照	
乾燥まむしウマ抗毒素 乾燥まむし抗毒素	添付文書参照	
乾燥はぶウマ抗毒素 乾燥はぶ抗毒素	添付文書参照	

3

主な薬剤一覧

298

インターネット上の参考文献は下
記のバーコードのリンクからご覧
いただけます。

執筆・監修

根橋一夫（ねはし・かずお）

医療法人社団清心会理事。同至聖病院副院長。1978年北里大学薬学部卒業。病院薬局、保険調剤を経て、1985年より至聖病院薬局長。2006年より診療支援部長。2018年より現職。狭山准看護学校の非常勤講師として病理学（疾病のなりたち）の教鞭をとる。

執筆

本石寛行（もといし・ひろゆき）

草加市立病院薬剤部主任。2008年明治薬科大学大学院薬学研究科臨床薬学専攻博士課程（前期）修了。2008年草加市立病院入職。2008年より現職。入職時より感染対策チームとして院内感染対策に従事。現在は循環器内科・心臓血管外科・内分泌代謝内科病棟と高度治療室病棟も兼務している。

執筆

粂原義朗（くめはら・よしろう）

2008年帝京大学薬学部卒業。2009年より株式会社龍生堂本店に勤務。現在は管理薬剤師兼店長。保険調剤に携わりながら無菌調製や在宅訪問などを行う。2020年に栄養サポートチーム（NST）専門療法士の資格を取得。

執筆

源川良一（みながわ・りょういち）

1980年北里大学薬学部卒。防衛医科大学校病院薬剤部を経て、2007年より草加市立病院薬剤部長。2021年退職。2010年より明治薬科大学客員教授（病院薬学）、2012年より埼玉県病院薬剤師会理事、2013年より日本癌治療学会 代議員、2020年より東京家政大学 健康科学部 リハビリテーション学科 非常勤講師。

執筆

伊藤剛貴（いとう・ごうき）

草加市立病院薬剤部主任。2005年明治薬科大学薬学部卒業。秀和総合病院、久喜総合病院を経て2016年より現職。がん薬物療法認定薬剤師・外来がん治療認定薬剤師・緩和薬物療法認定薬剤師を取得し、主に外来化学療法室と緩和ケア病棟の担当をしている。

編集協力	株式会社エディポック
DTP	天龍社
校正協力	岩部幸子
装幀・本文デザイン	松田行正＋山田知子＋梶原結実

ミッフィーの早引き薬の使い方ハンドブック
最新の薬に完全対応! 増補改訂版

2021年10月1日　初版第1刷発行

著　者　　根橋一夫
発行者　　澤井聖一

発行所　　株式会社エクスナレッジ
　　　　　〒106-0032
　　　　　東京都港区六本木7-2-26
　　　　　https://www.xknowledge.co.jp/

問合せ先　編集　Tel03-3403-1381
　　　　　　　　Fax03-3403-1345
　　　　　　　　info@xknowledge.co.jp
　　　　　販売　Tel03-3403-1321
　　　　　　　　Fax03-3403-1829